「バナナ腰《反り腰》」を治せば、血圧が下がる！

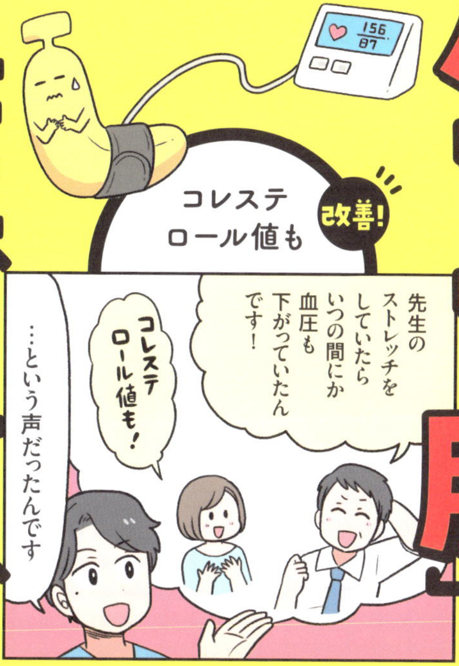

著 とも先生
マンガ こげのまさき

小学館

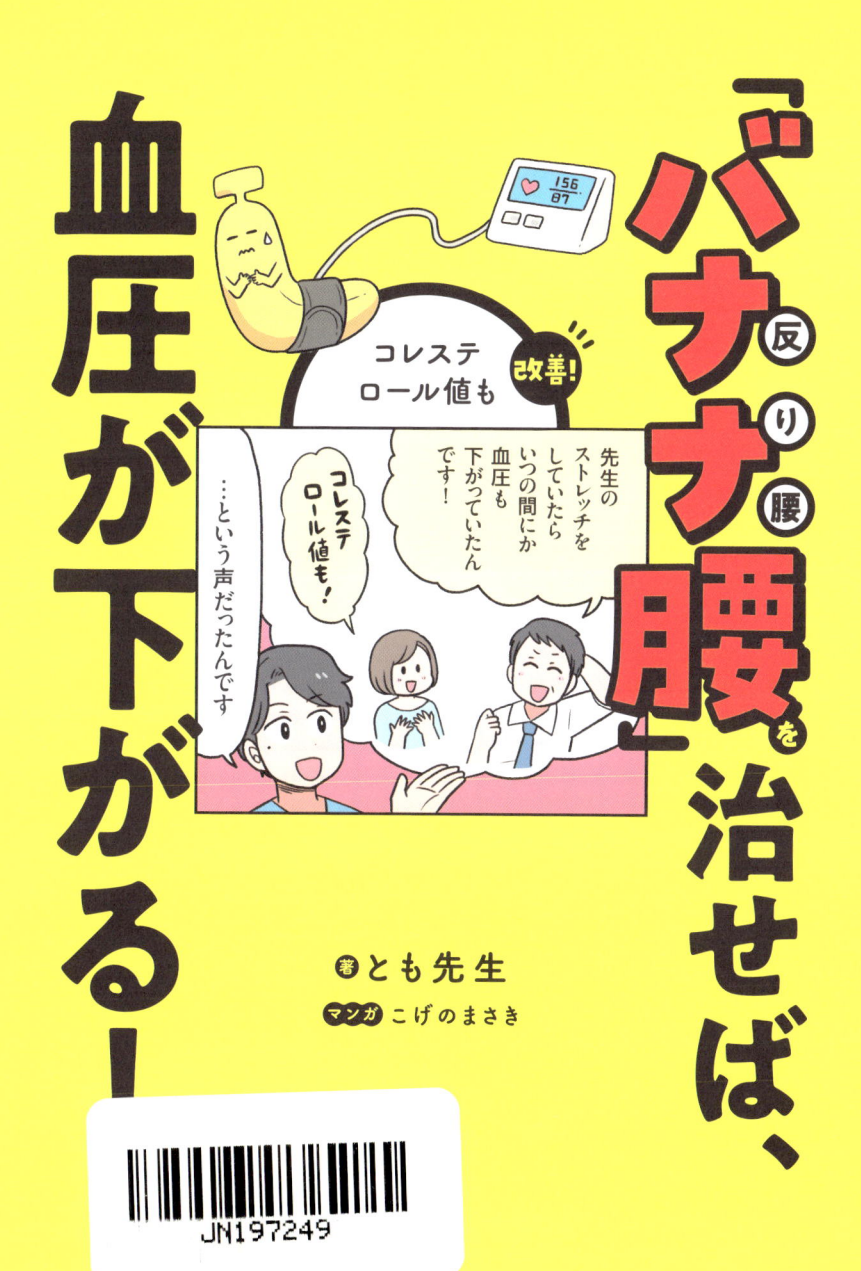

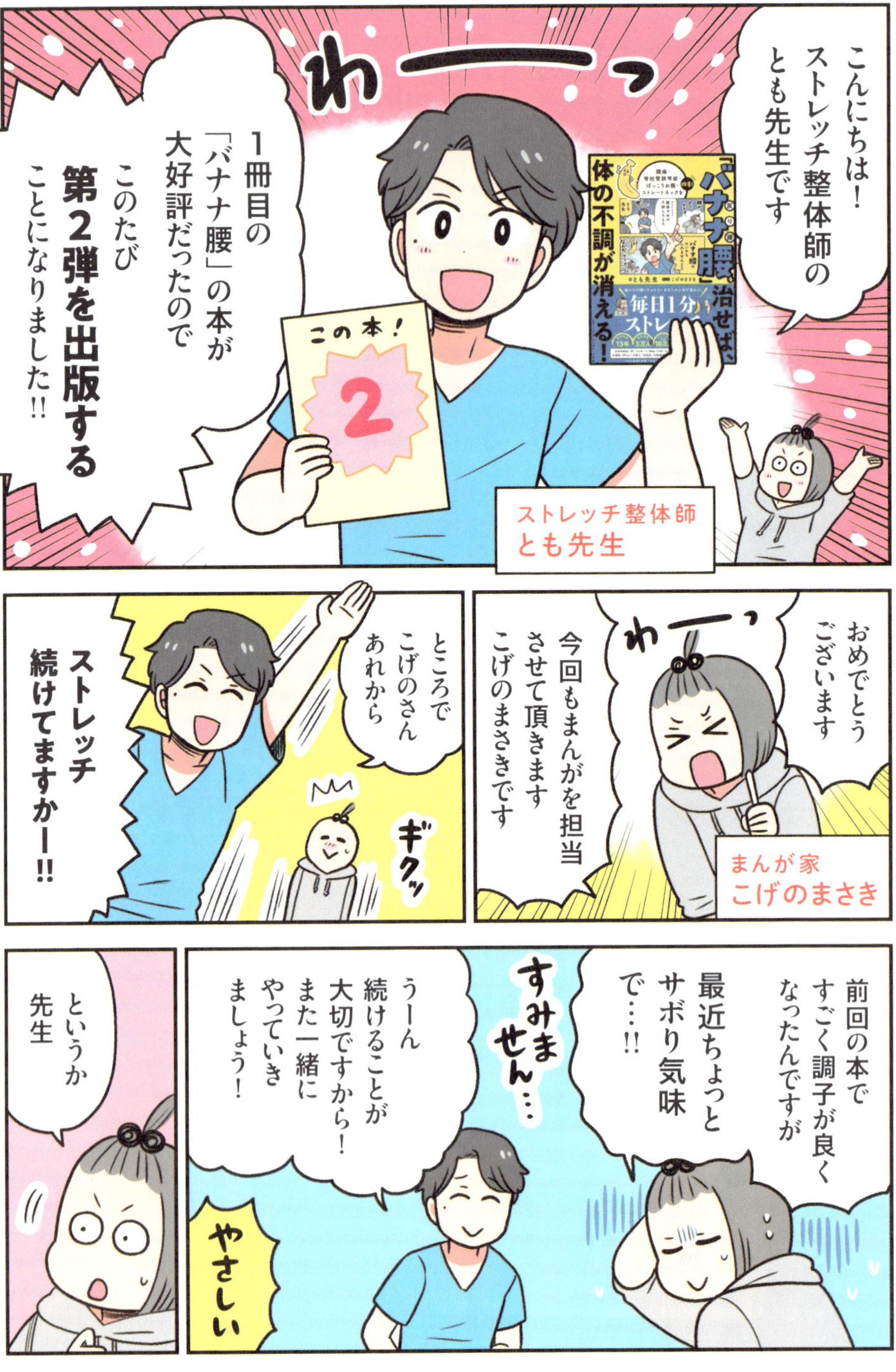
こんにちは！ストレッチ整体師のとも先生です
「バナナ腰」治せば、
体の不調が消える！
毎日1分
わーーっ
この本！
2
1冊目の「バナナ腰」の本が大好評だったので
このたび第2弾を出版することになりました!!
ストレッチ整体師
とも先生
おめでとうございます
わーーっ
今回もまんがを担当させて頂きますこげのまさきです
まんが家
こげのまさき
ところでこげのさんあれから
ストレッチ続けてますかー!!
ギクッ
前回の本ですごく調子が良くなったんですが
最近ちょっとサボり気味で…!!
すみません…
うーん続けることが大切ですから！また一緒にやっていきましょう！
やさしい
というか先生

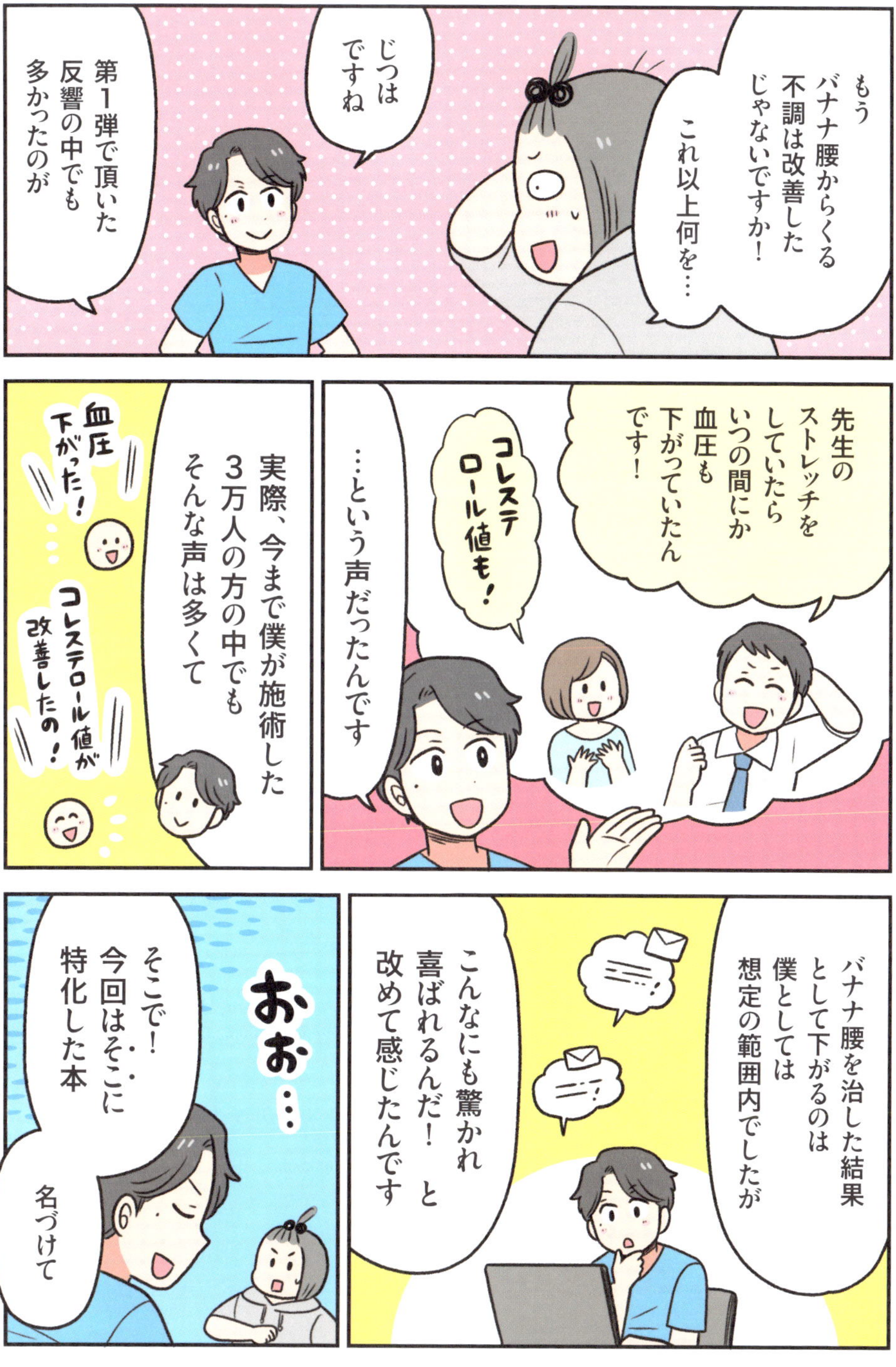
もうバナナ腰からくる不調は改善したじゃないですか!
これ以上何を…
じつはですね
第1弾で頂いた反響の中でも多かったのが
先生のストレッチをしていたらいつの間にか血圧も下がっていたんです!
コレステロール値も!
…という声だったんです
実際、今まで僕が施術した3万人の方の中でもそんな声は多くて
血圧下がった!
コレステロール値が改善したの!
バナナ腰を治した結果として下がるのは僕としては想定の範囲内でしたが
こんなにも驚かれ喜ばれるんだ! と改めて感じたんです
おお…
そこで! 今回はそこに特化した本
名づけて

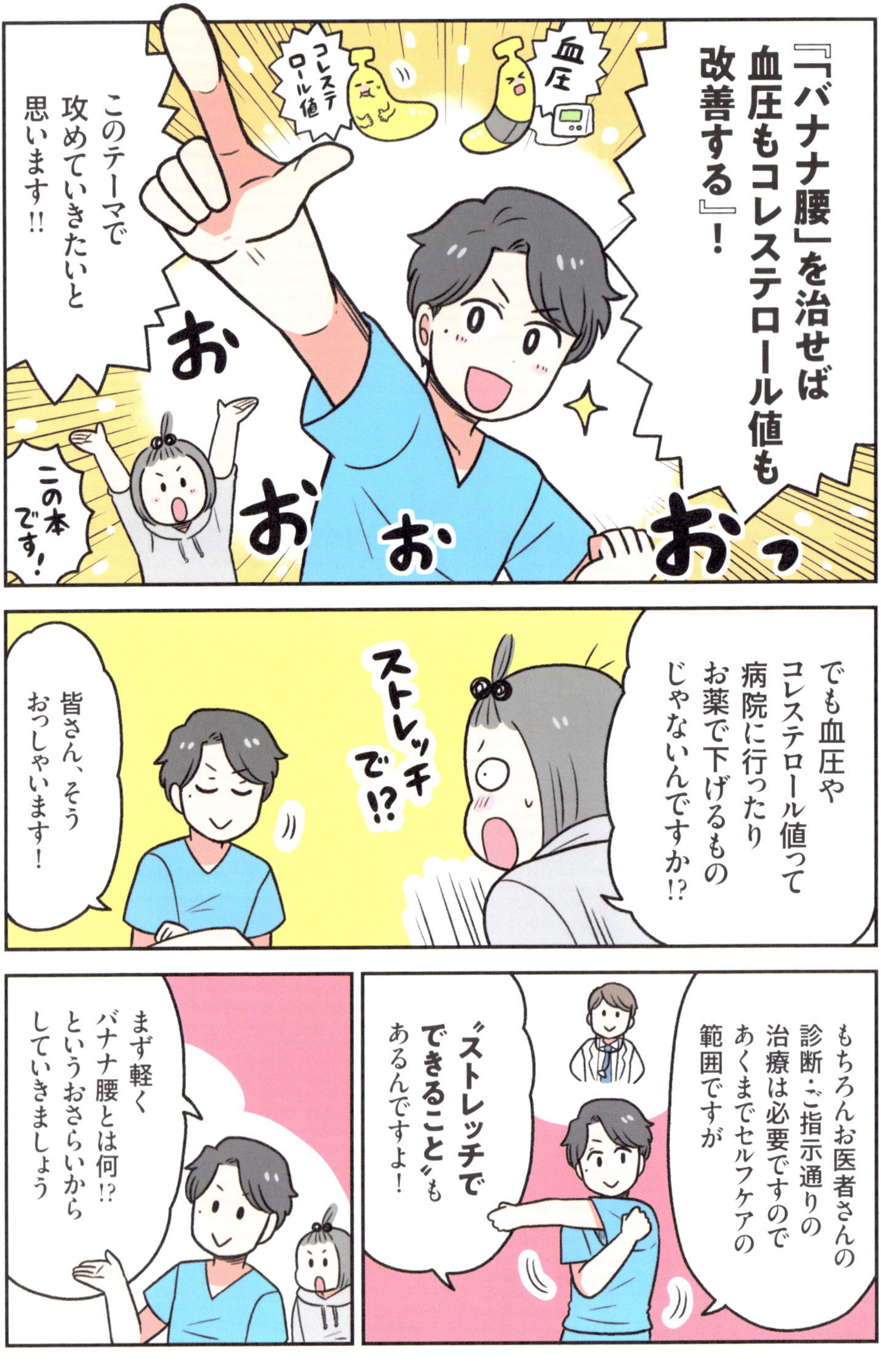
『「バナナ腰」を治せば血圧もコレステロール値も改善する』！
血圧
コレステロール値
このテーマで攻めていきたいと思います!!
おおおおっ
この本です！
でも血圧やコレステロール値って病院に行ったりお薬で下げるものじゃないんですか!?
ストレッチで!?
皆さん、そうおっしゃいます！
もちろんお医者さんの診断・ご指示通りの治療は必要ですのであくまでセルフケアの範囲ですが
〝ストレッチでできること〟もあるんですよ！
まず軽くバナナ腰とは何!?というおさらいからしていきましょう

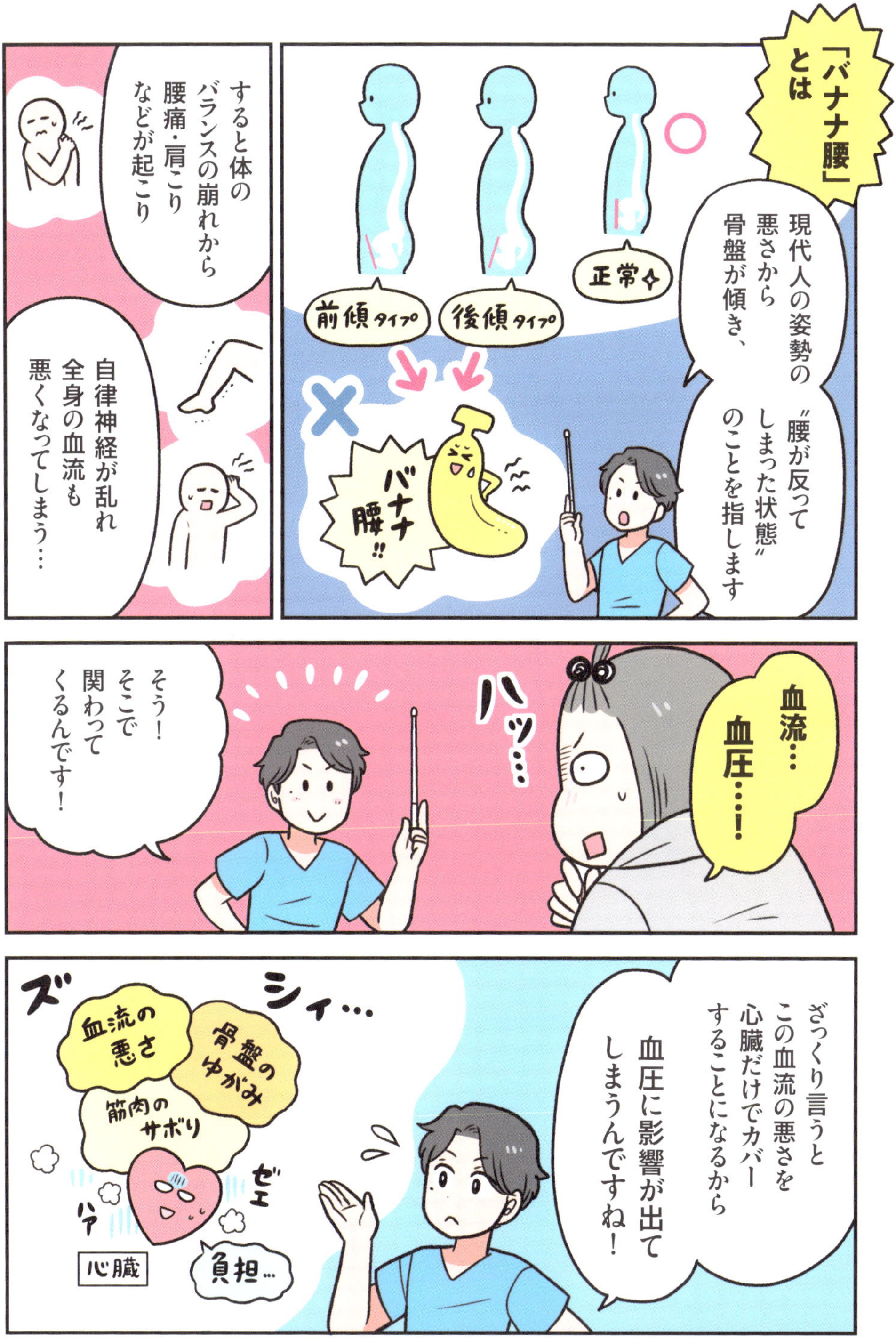
「バナナ腰」とは
現代人の姿勢の悪さから骨盤が傾き、
〝腰が反ってしまった状態〟のことを指します
正常✧
後傾タイプ
前傾タイプ
バナナ腰!!
すると体のバランスの崩れから腰痛・肩こりなどが起こり
自律神経が乱れ全身の血流も悪くなってしまう…
血流…
血圧…!
ハッ…
そう！そこで関わってくるんです！
ざっくり言うとこの血流の悪さを心臓だけでカバーすることになるから
血圧に影響が出てしまうんですね！
ズシィ…
血流の悪さ
骨盤のゆがみ
筋肉のサボり
ゼェ
ハァ
心臓
負担…

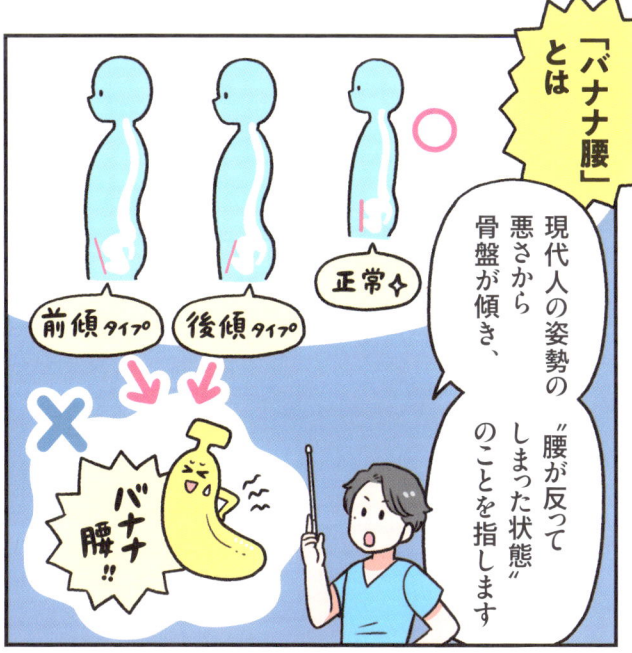

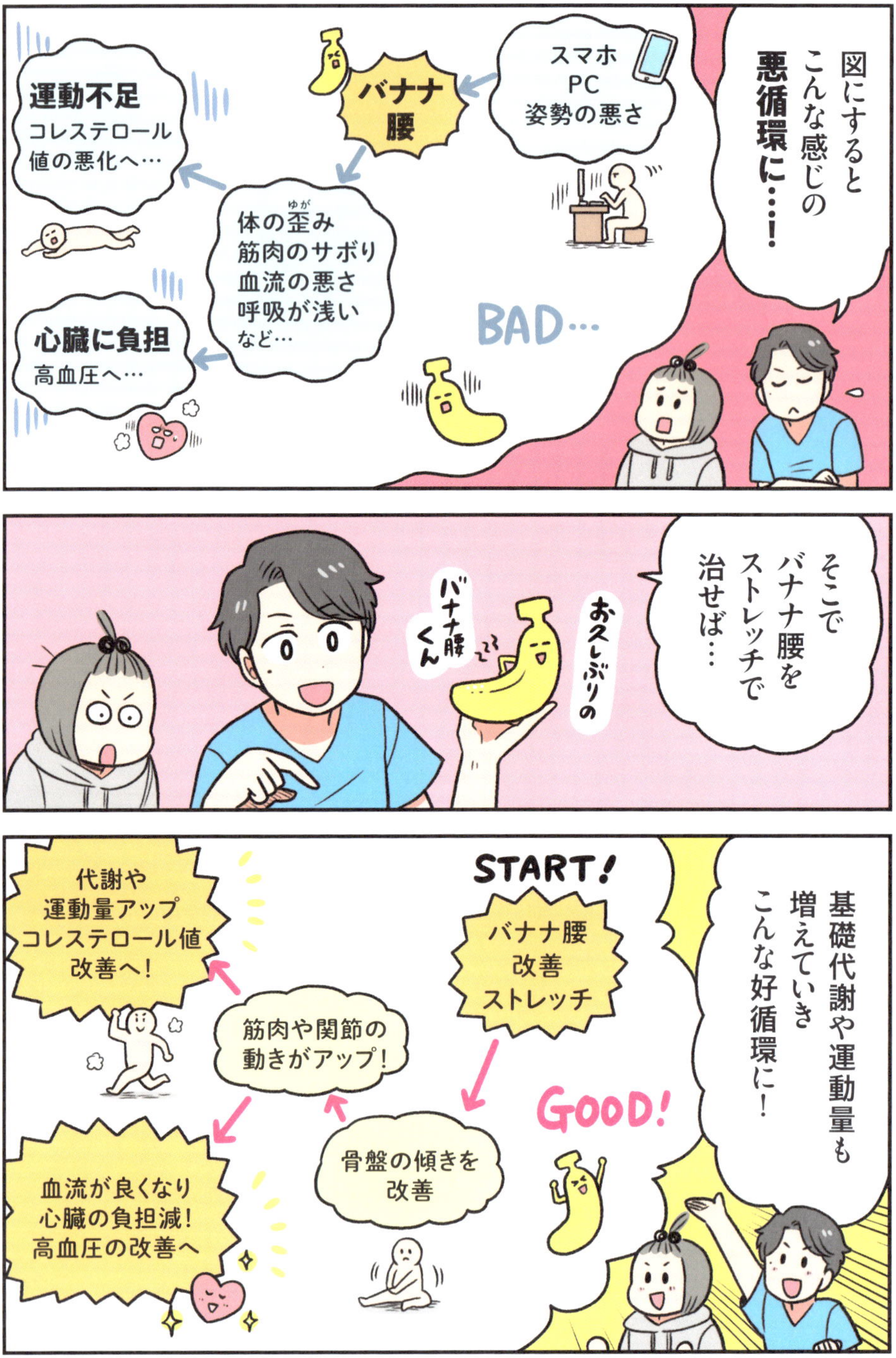
図にすると こんな感じの 悪循環に…!
スマホ PC 姿勢の悪さ
バナナ腰
体の歪《ゆが》み 筋肉のサボり 血流の悪さ 呼吸が浅い など…
運動不足 コレステロール値の悪化へ…
心臓に負担 高血圧へ…
BAD…
そこで バナナ腰を ストレッチで 治せば…
お久しぶりの
バナナ腰くん
基礎代謝や運動量も 増えていき こんな好循環に!
START!
バナナ腰 改善 ストレッチ
骨盤の傾きを 改善
筋肉や関節の 動きがアップ!
代謝や 運動量アップ コレステロール値 改善へ!
血流が良くなり 心臓の負担減! 高血圧の改善へ
GOOD!

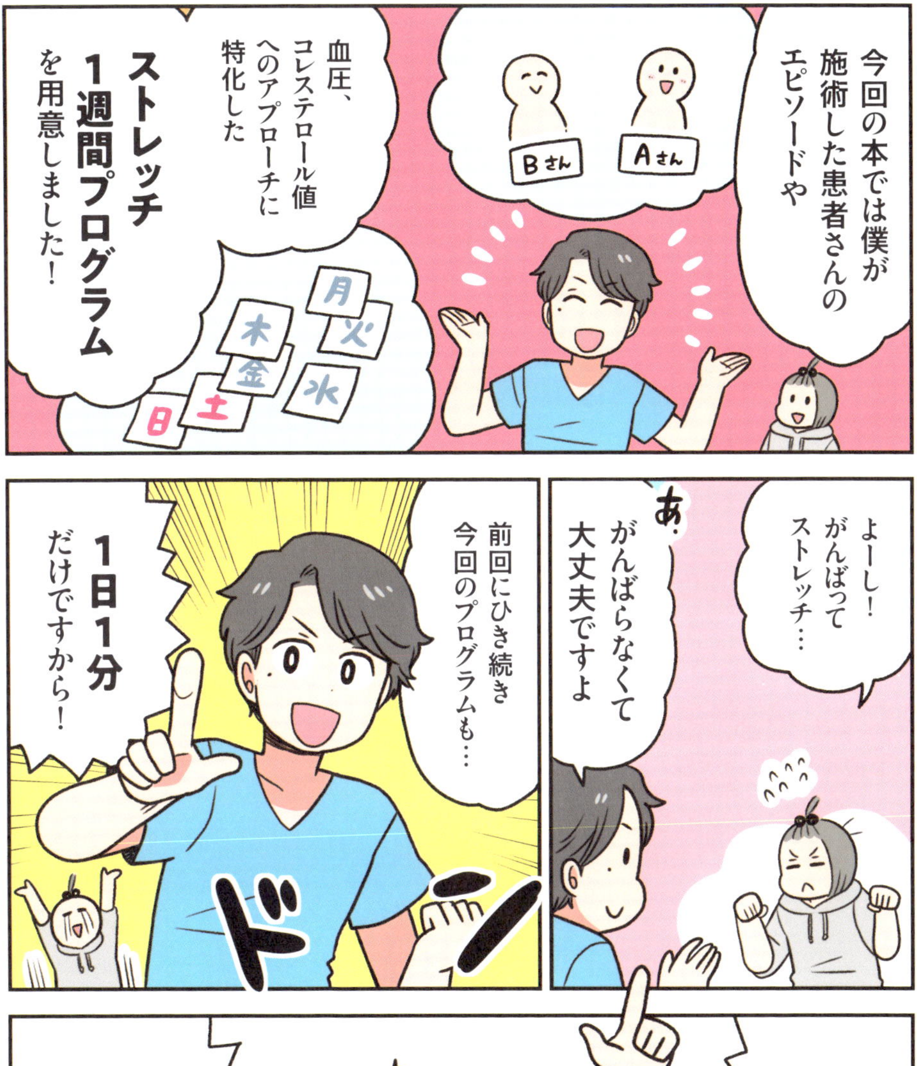
今回の本では僕が施術した患者さんのエピソードや
Aさん
Bさん
血圧、コレステロール値へのアプローチに特化した
ストレッチ1週間プログラムを用意しました！
月
火
水
木
金
土
日
よーし！がんばってストレッチ…
あ、
がんばらなくて大丈夫ですよ
前回にひき続き今回のプログラムも…
1日1分だけですから！
ドーン
さあ皆さんも1日1分ストレッチで
おーーっ
血圧とコレステロール値にアプローチしていきましょーっ！

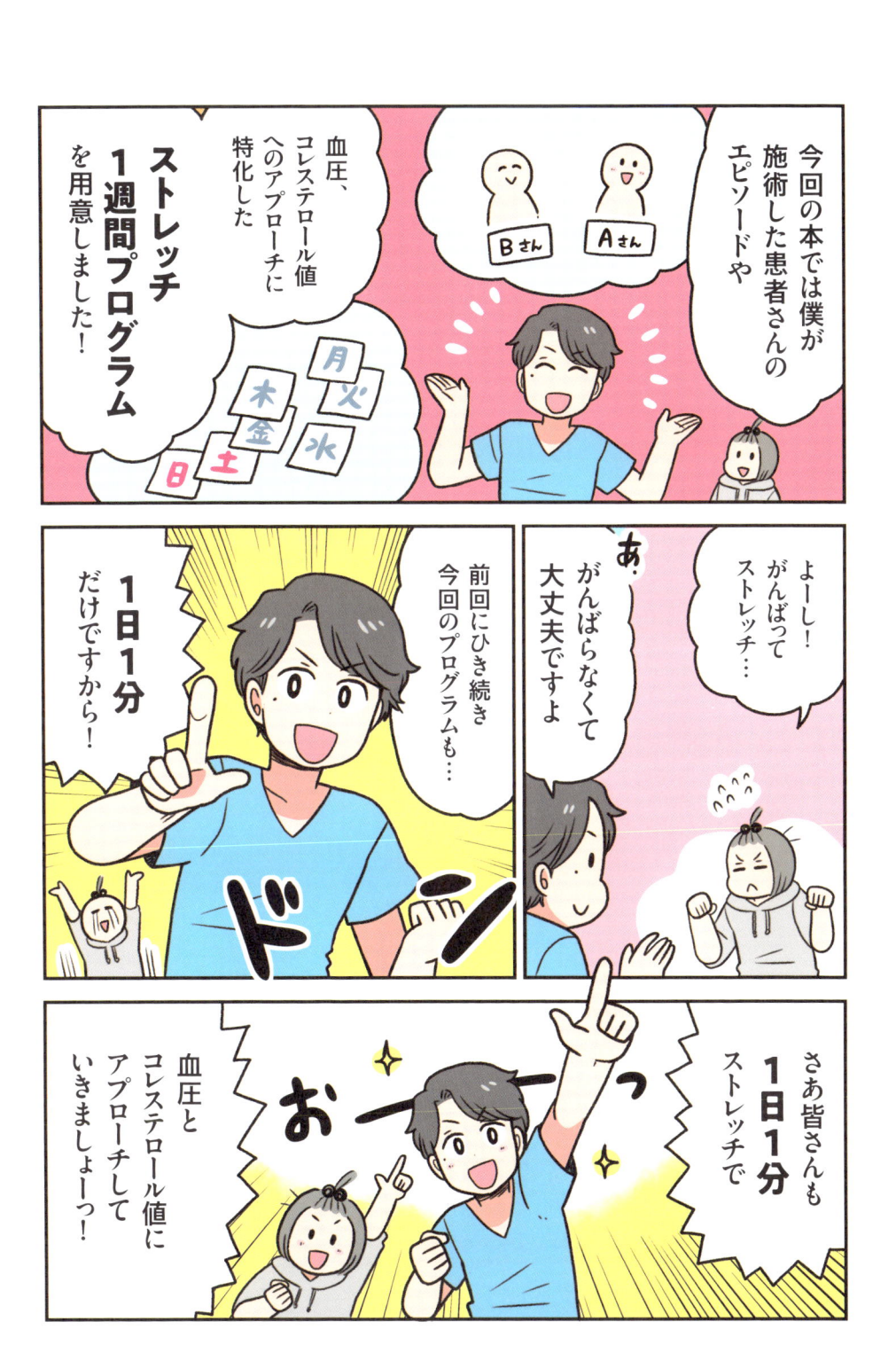

まえがき

こんにちは！　整体師のともです。滋賀県草津市の腰痛専門「整体院 智-TOMO-」の院長のほか、YouTubeチャンネル『ストレッチ整体師とも先生』の配信、執筆活動などを行っています。

本書は、前著『「バナナ腰」を治せば、体の不調が消える！　腰痛・脊柱管狭窄症・ぽっこりお腹・ストレートネックを改善！』の第2弾！　おかげさまで第1弾が大変好評だったため、今回はバナナ腰の改善によって、血圧とコレステロール値も下げることに焦点を当てました（あっ、バナナ腰とは僕の作った言葉です。「腰が、バナナのように反りすぎている〝反り腰〟」状態のことです）。

僕の整体院に通う患者さんはほぼ全員が、バナナ腰が引き金となっている腰痛や膝の痛みなどの不調を抱えています。ところが、「先生に教わった〝バナナ腰〟改善ストレッチを続けていたら、血圧やコレステロール値も下がった！」という声が続出したのです。YouTubeでも、血圧を下げるストレッチを紹介した回が大バズリ。それがきっかけで、登録者数が第1弾の刊行時の3倍弱、なんと55万人超えとなりました（2024年10月現在）。

多くの反響をいただいて僕が実感したのは、ほとんどの人は血圧・コレステロール値を下げるための超大事なポイントを知らない、ということ。そのポイントとは、「骨盤の歪みを正常に戻し、姿勢を良くする」「使うべき筋肉を効率的に動かす」など。血圧に関してはとくに、薬に頼り切っている人、また「薬は飲みたくないけれど、運動も嫌い」という人が散見され、結果「どうしていいかわからない」となっているのです。薬を全否定するわけではありませんが、薬に頼る前に、本来は自分の体（姿勢や筋肉）で調整できることが、じつはたくさんあるんです！

そして血圧もコレステロール値も、「年のせいだから仕方がない」と、あきらめてしまってはいませんか？

僕は断言したいのですが、それは年齢のせいではなく、正しい姿勢を作る、または、正しい筋肉を動かすという習慣がないだけ！　本書ではバナナ腰と血圧、コレステロール値との関係を知っていただくと同時に、第１弾と同様、どんなズボラな人でも習慣化できるよう、第４章で「１日１分ストレッチプログラム」を紹介しています。

「ストレッチで血圧やコレステロール値が下がるなんて信じられない」と思った方は、次ページで、僕の整体院の患者様からの喜びの声、数値の変化をぜひご覧ください。「そんなに変わるなら、ストレッチをやってみようかな…」と思うきっかけにしていただけたら、とても嬉しく思います！

2024年11月　整体師とも

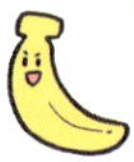

血圧も
コレステロール値も

！

「バナナ腰」を
治したら
下がりました!!

喜びの声が
たくさん届いています!

**本書のまんがの事例以外にも、腰痛や肩こり、
膝の痛みをきっかけに、バナナ腰を改善して
血圧やコレステロール値が下がった人は大勢います!
そんな方々から「整体院 智-TOMO-」に届いた
「喜びの声」の一部を紹介します。**

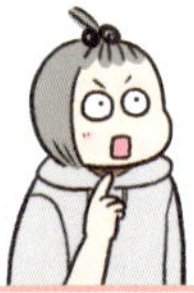

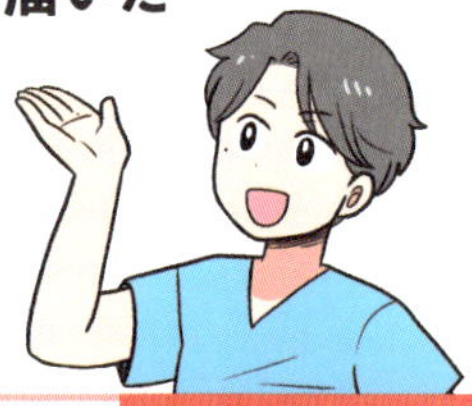

男性 56歳

血圧の薬をやめられる日が
くるなんて！

仕事柄、腰に負担がかかり、腰痛と足の痺れで仕事にも支障が出るほど辛かったため、とも先生の整体院に行きました。そこで、バナナ腰の姿勢を改善する施術とストレッチ指導を受けたところ、腰痛と足の痺れだけでなく、高血圧も改善!

血圧については、できるだけ薬は飲みたくないと思っていたものの、一度飲むとやめるのが怖くなり、ずっと飲み続けていたのです。でも、施術を受けながら薬は少しずつ量を減らしていきました。

今では最高164あった血圧も、薬を飲まずに120以下の正常値まで下がりました!

まさか薬をやめられる日がくるとは思ってなかったので嬉しくて、高血圧の親にも、ストレッチのセルフケアをすすめているところです。

血圧

164→112

（2ヶ月）

{ 腰痛・足の痺れ・
肩首の痛みも
4ヶ月で改善 }

女性 55歳

高血圧の原因が バナナ腰だったとは、驚きです！

血圧

165→109

（3ヶ月）

腰痛・股関節痛は 3ヶ月で改善

バナナ腰から猫背の姿勢になったり、必要な筋肉がしっかり動かせていなかったりすることによって、「血圧は下がりにくくなる」と、とも先生に教わりました。「高血圧の原因はバナナ腰!?」と目からウロコの思いでしたが、先生を信じて、施術とストレッチなどのセルフケアをがんばって続けることにしたのです。

すると……。なんとわずか3ヶ月でこれまで悩んでいた股関節痛が治り、血圧も165から正常値の109に下がりました！　気持ちだけでなく、血管も若返った気がして、とても嬉しかったです。ストレッチは今も続けていて、おかげで血圧の薬も手放すことができました。

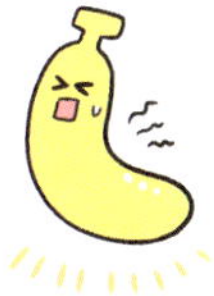

男性 70歳

ストレッチを続けて、コレステロール値が下がった！

血圧

161→121

（4ヶ月）

コレステロール値

188→130

（1年後の健康診断で計測）

腰痛・肩こりは 3週間で改善

私は旅行が趣味なのですが、腰痛がひどくなり、旅行に行く自信がなくなっていました。旅行先では美味しいものを食べることも幸せの一つでしたが、コレステロール値が高くなってきており、食べたいものが食べられないことで辛さも感じていました。

ところがある日とも先生のYouTubeでコレステロール値が下がった方のコメントを見つけ、整体院もそう遠くない場所にあることを発見！　腰痛が治ってコレステロール値が下がったらいいなと思い、施術をしてもらいました。

腰痛や肩こりがわずか3週間で改善されたことも驚きでしたが、コメントに書いてあった通り、コレステロール値も188から130に下がったのはさらにびっくりでした。とも先生、また体の不調が現れた際は、ご指導よろしくお願いします！

女性 65歳

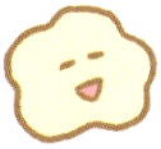

食事制限なしで コレステロール値が下がり、感激！

コレステロール値

184→104

（1年後の健康診断で計測）

膝・肩の痛みと 腰痛は 2ヶ月で改善

年を重ねるにつれ、膝は痛むわ、行動範囲が狭くなりコレステロール値も高くなるわ、「年を取るのはイヤだな～」と悲観的な気持ちになっていました。お医者さんにはコレステロール値を下げる薬を飲むように言われていたものの、薬を飲むことには抵抗があり、飲んでいない状況が続いていたのです。また私は食べることが大好き。食事制限もあまりしたくありませんでした。

でも、とも先生に施術をしていただき、ストレッチのアドバイスを実践していると、2ヶ月で腰の痛みが取れ、改めて健康診断で血液検査をした時にコレステロール値も下がっていました！　お医者さんにもすごく驚かれたのが印象的で、嬉しかったです。薬に頼らずに改善することができ、本当に良かったです。とも先生、ありがとうございました。

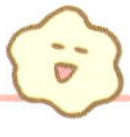

もくじ

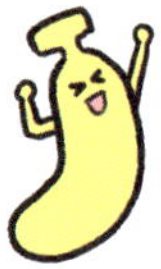

ズン

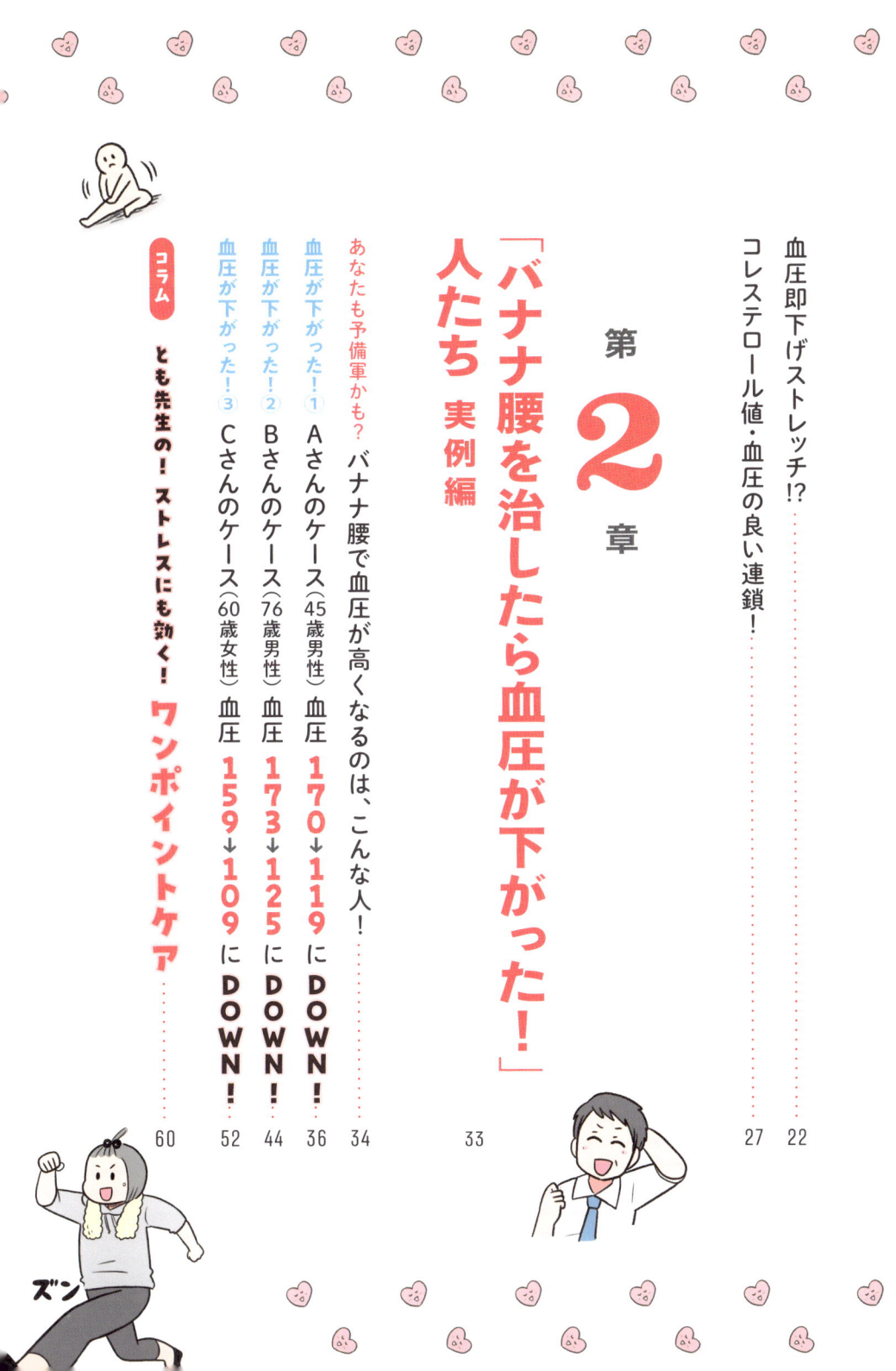

第3章

「バナナ腰を治したらコレステロール値が下がった！」人たち　実例編

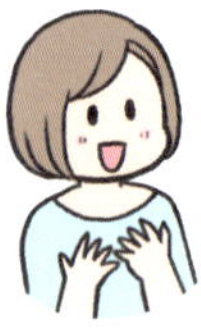

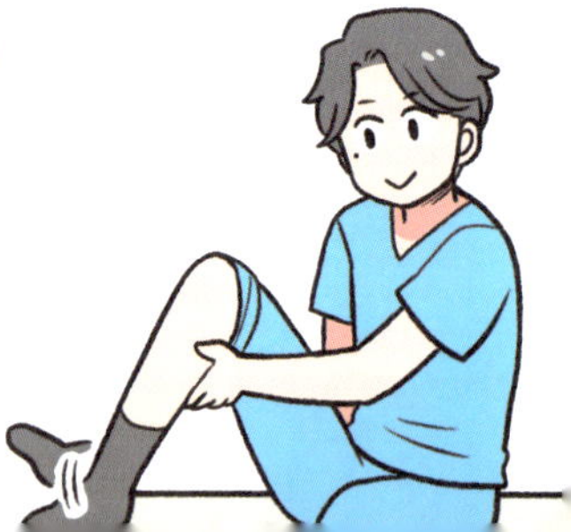

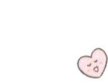

第4章

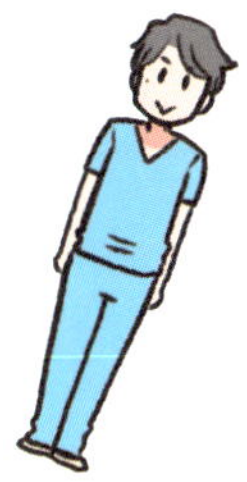

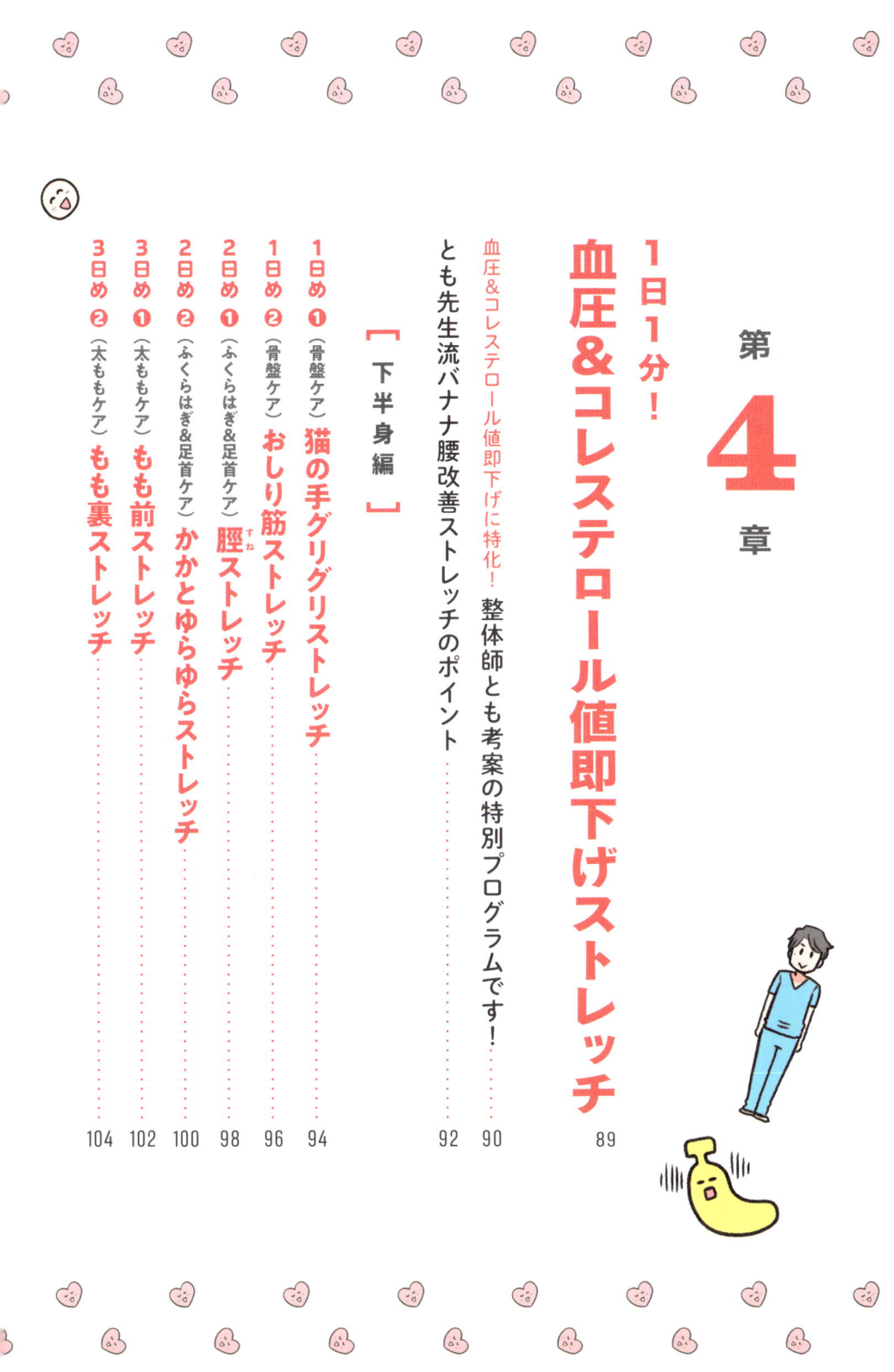

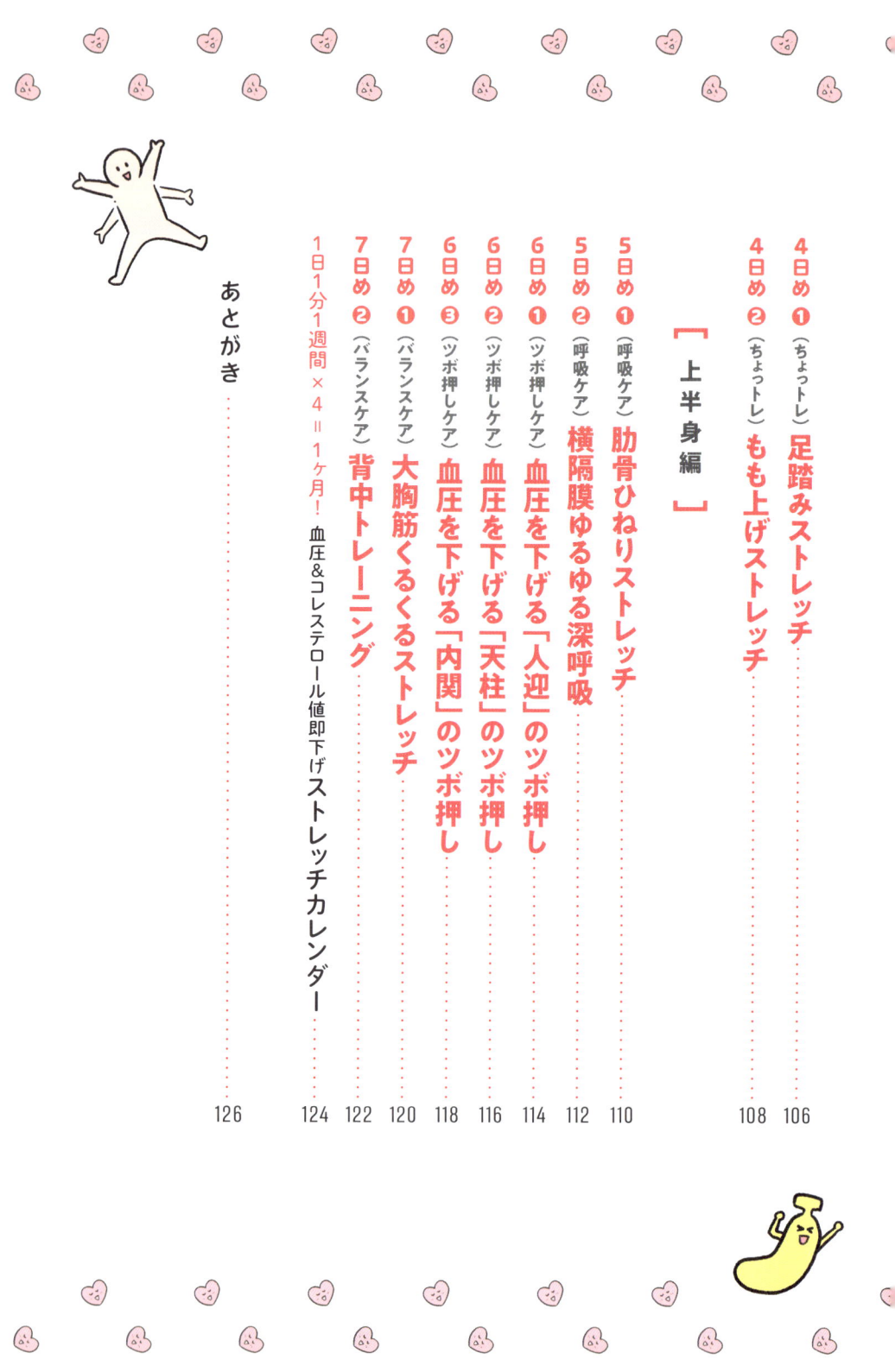

第1章

バナナ腰と血圧の関係とは？

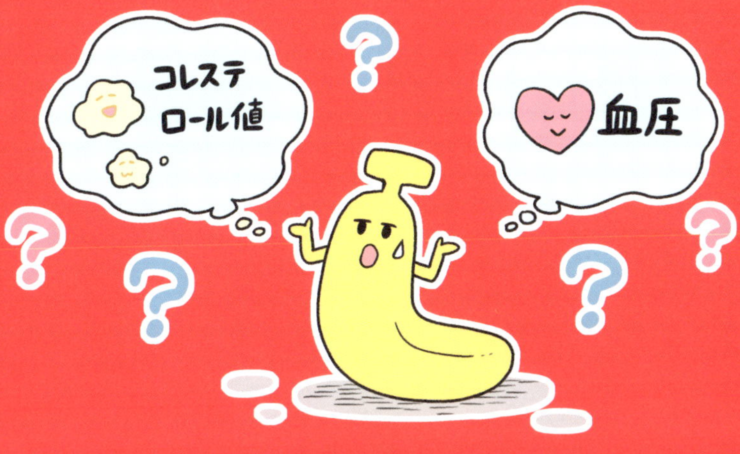

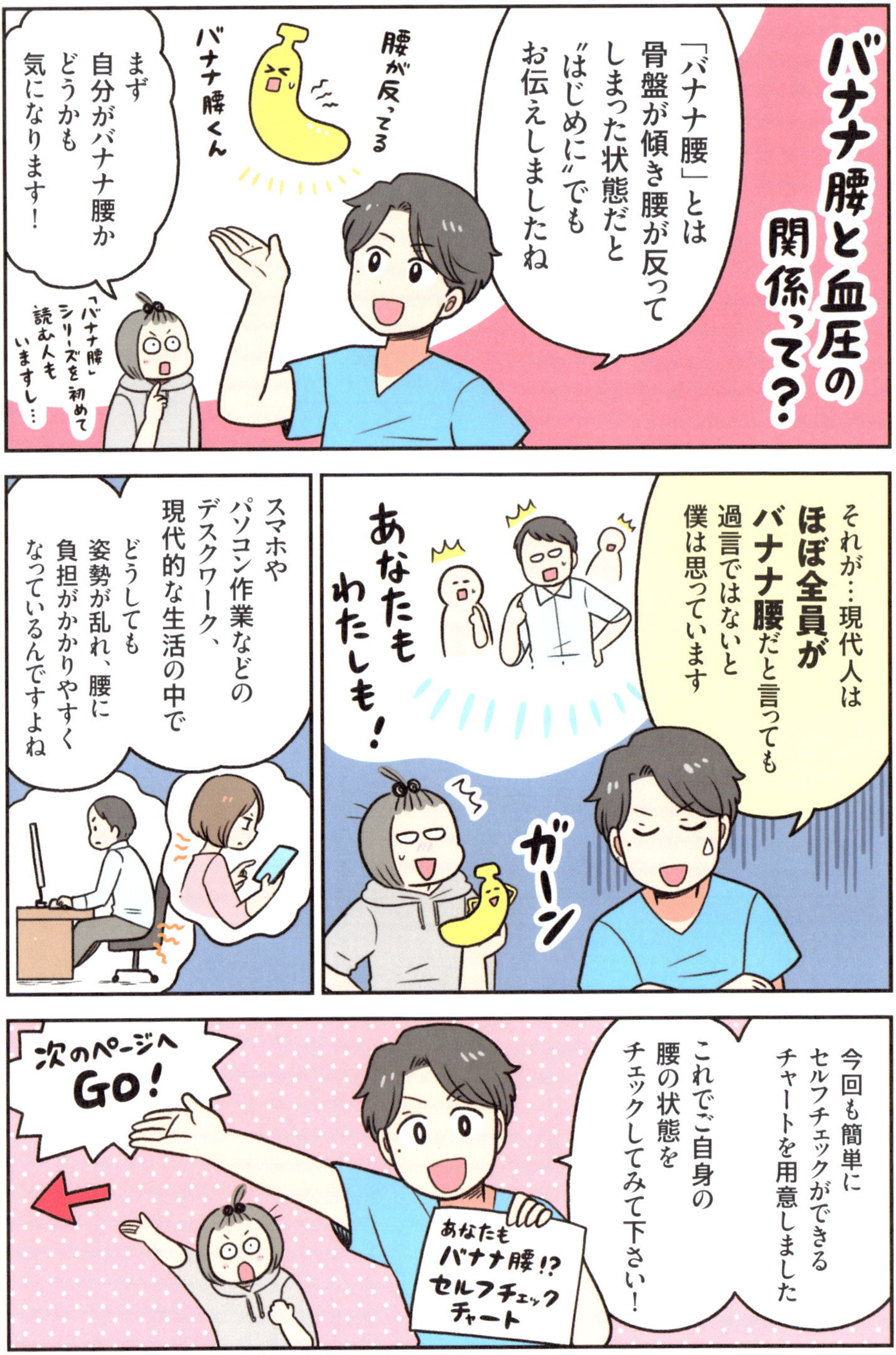
バナナ腰と血圧の関係って？
「バナナ腰」とは骨盤が傾き腰が反ってしまった状態だと〝はじめに〟でもお伝えしましたね
腰が反ってる
バナナ腰くん
まず自分がバナナ腰かどうかも気になります！
「バナナ腰」シリーズを初めて読む人もいますし…
それが…現代人はほぼ全員がバナナ腰だと言っても過言ではないと僕は思っています
あなたもわたしも！
ガーン
スマホやパソコン作業などのデスクワーク、現代的な生活の中でどうしても姿勢が乱れ、腰に負担がかかりやすくなっているんですよね
今回も簡単にセルフチェックができるチャートを用意しました
これでご自身の腰の状態をチェックしてみて下さい！
あなたもバナナ腰!? セルフチェックチャート
次のページへGO！

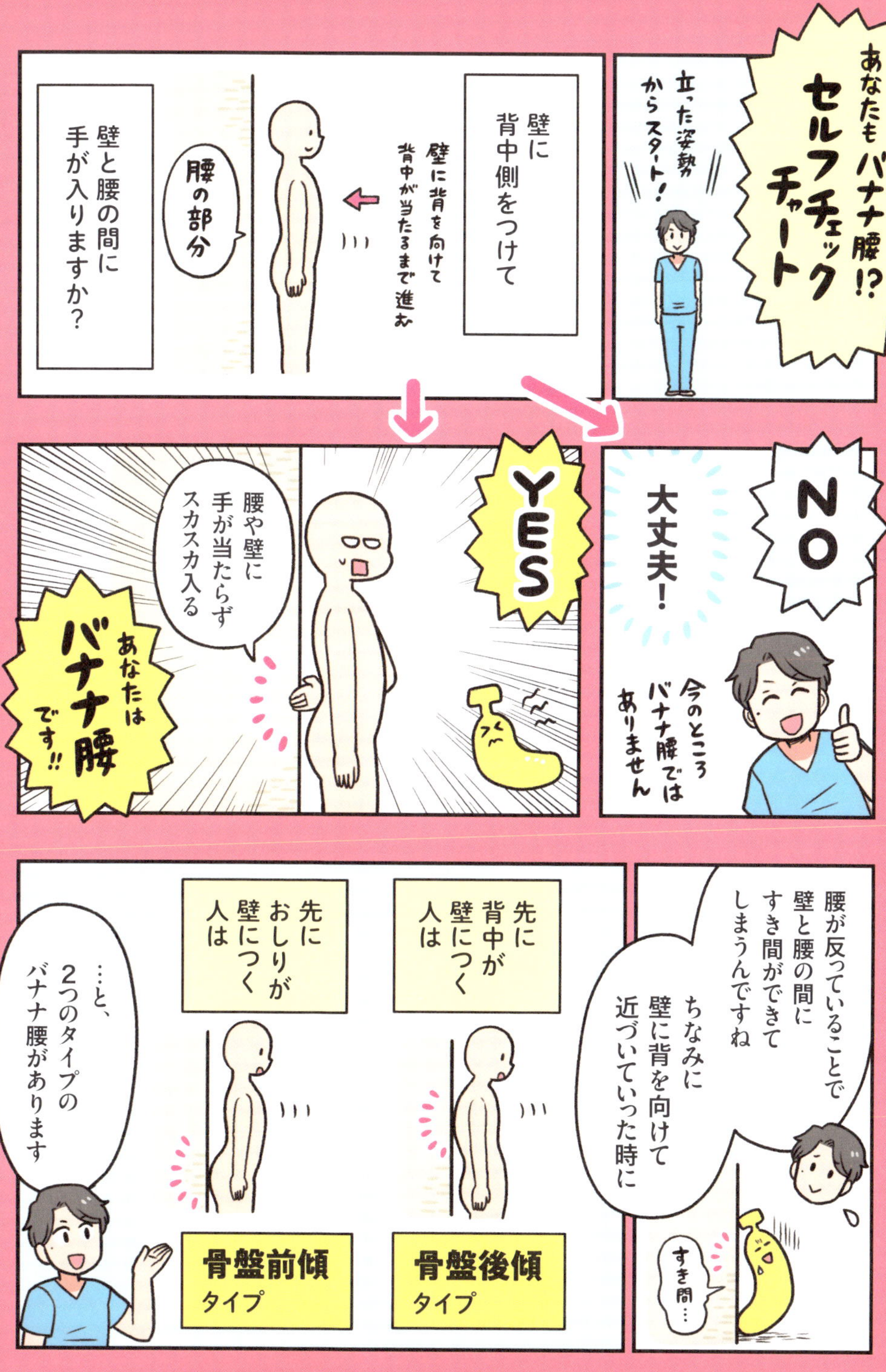
あなたもバナナ腰!?
セルフチェックチャート
立った姿勢からスタート！
壁に背中側をつけて
壁に背を向けて背中が当たるまで進む
腰の部分
壁と腰の間に手が入りますか？
NO
大丈夫！
今のところバナナ腰ではありません
YES
腰や壁に手が当たらずスカスカ入る
あなたはバナナ腰です!!
腰が反っていることで壁と腰の間にすき間ができてしまうんですね
ちなみに壁に背を向けて近づいていった時に
すき間…
先に背中が壁につく人は
骨盤後傾タイプ
先におしりが壁につく人は
骨盤前傾タイプ
…と、2つのタイプのバナナ腰があります

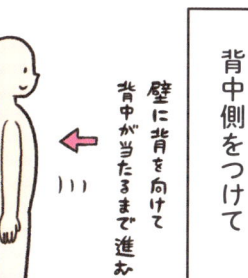

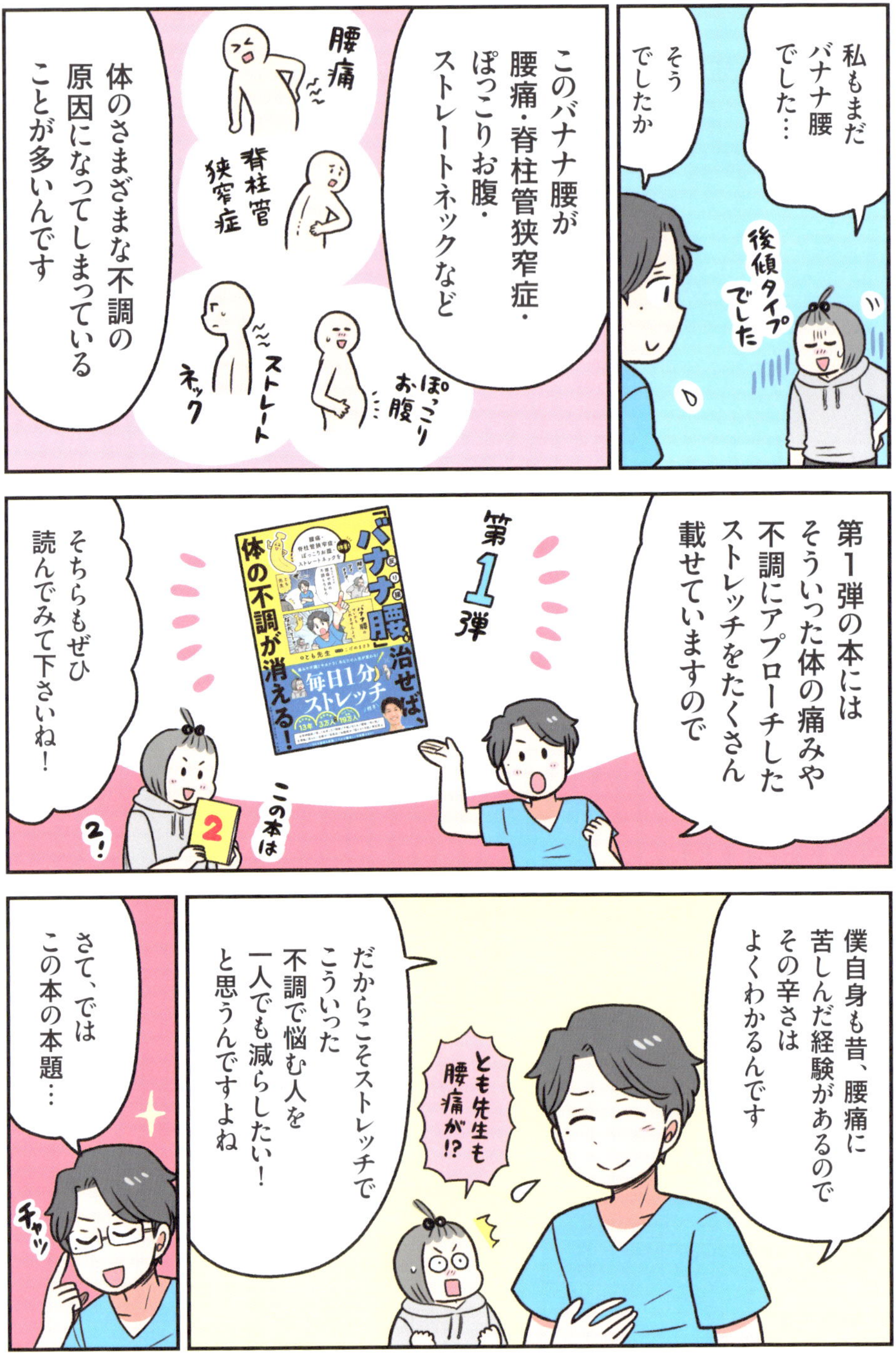
私もまだ
バナナ腰
でした…
そう
でしたか
後傾タイプでした
このバナナ腰が
腰痛・脊柱管狭窄症・
ぽっこりお腹・
ストレートネックなど
腰痛
脊柱管狭窄症
ぽっこりお腹
ストレートネック
体のさまざまな不調の
原因になってしまっている
ことが多いんです
第1弾の本には
そういった体の痛みや
不調にアプローチした
ストレッチをたくさん
載せていますので
第1弾
「バナナ腰」治せば、
体の不調が消える!
毎日1分ストレッチ
この本は
2
2!
そちらもぜひ
読んでみて下さいね!
僕自身も昔、腰痛に
苦しんだ経験があるので
その辛さは
よくわかるんです
とも先生も腰痛が!?
だからこそストレッチで
こういった
不調で悩む人を
一人でも減らしたい!
と思うんですよね
さて、では
この本の本題…
チャッ

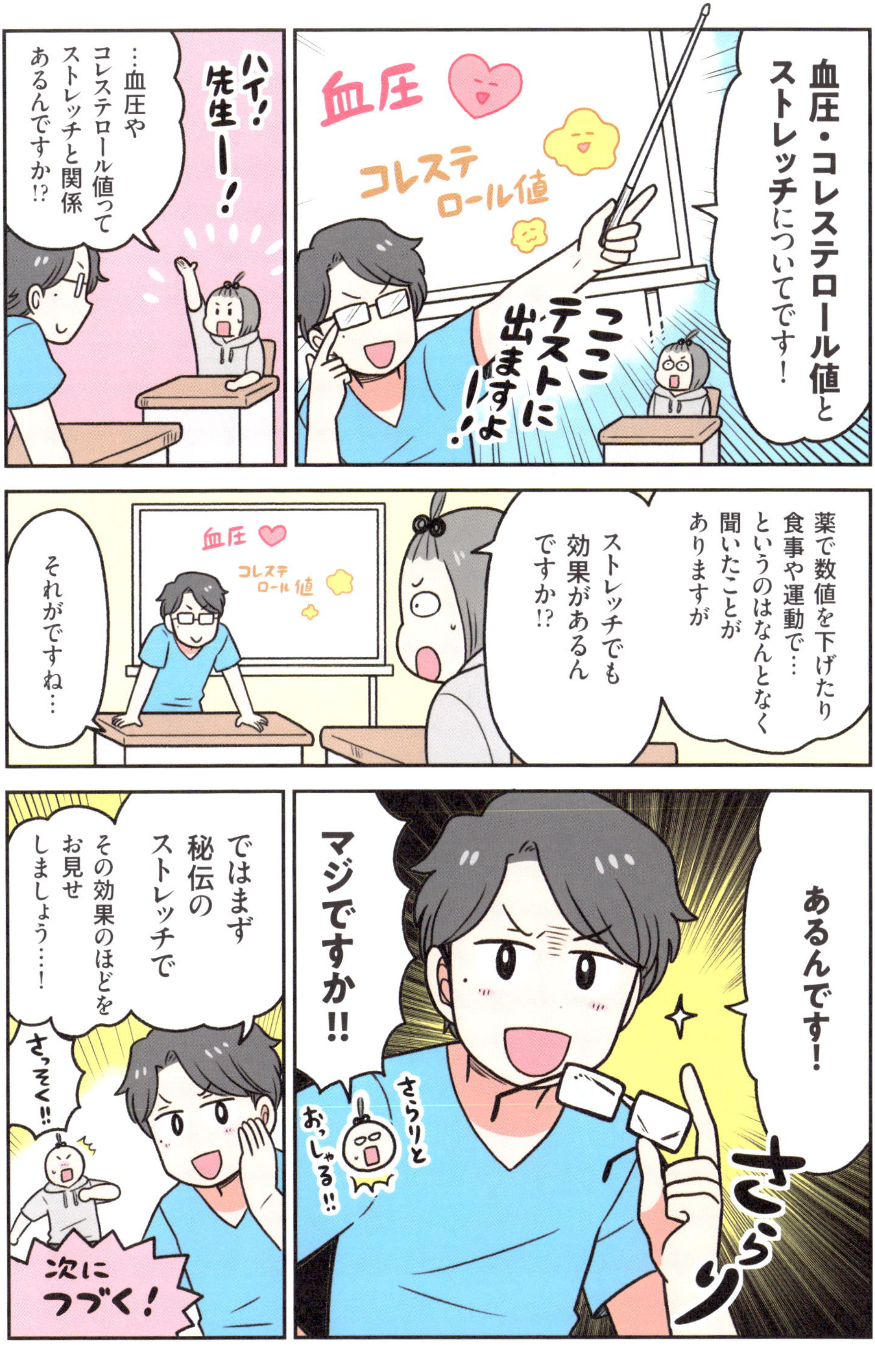
血圧・コレステロール値とストレッチについてです！
血圧
コレステロール値
ここテストに出ますよ！
ハイ！先生ー！
…血圧やコレステロール値ってストレッチと関係あるんですか!?
薬で数値を下げたり食事や運動で…というのはなんとなく聞いたことがありますが
ストレッチでも効果があるんですか!?
血圧
コレステロール値
それがですね…
あるんです！
さらり
マジですか!!
さらりとおっしゃる!!
ではまず秘伝のストレッチでその効果のほどをお見せしましょう…！
さっそく!!
次につづく！

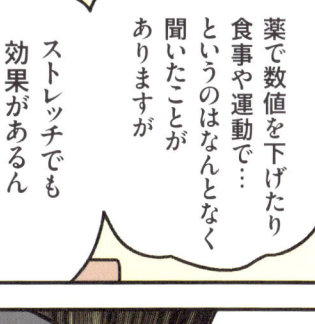

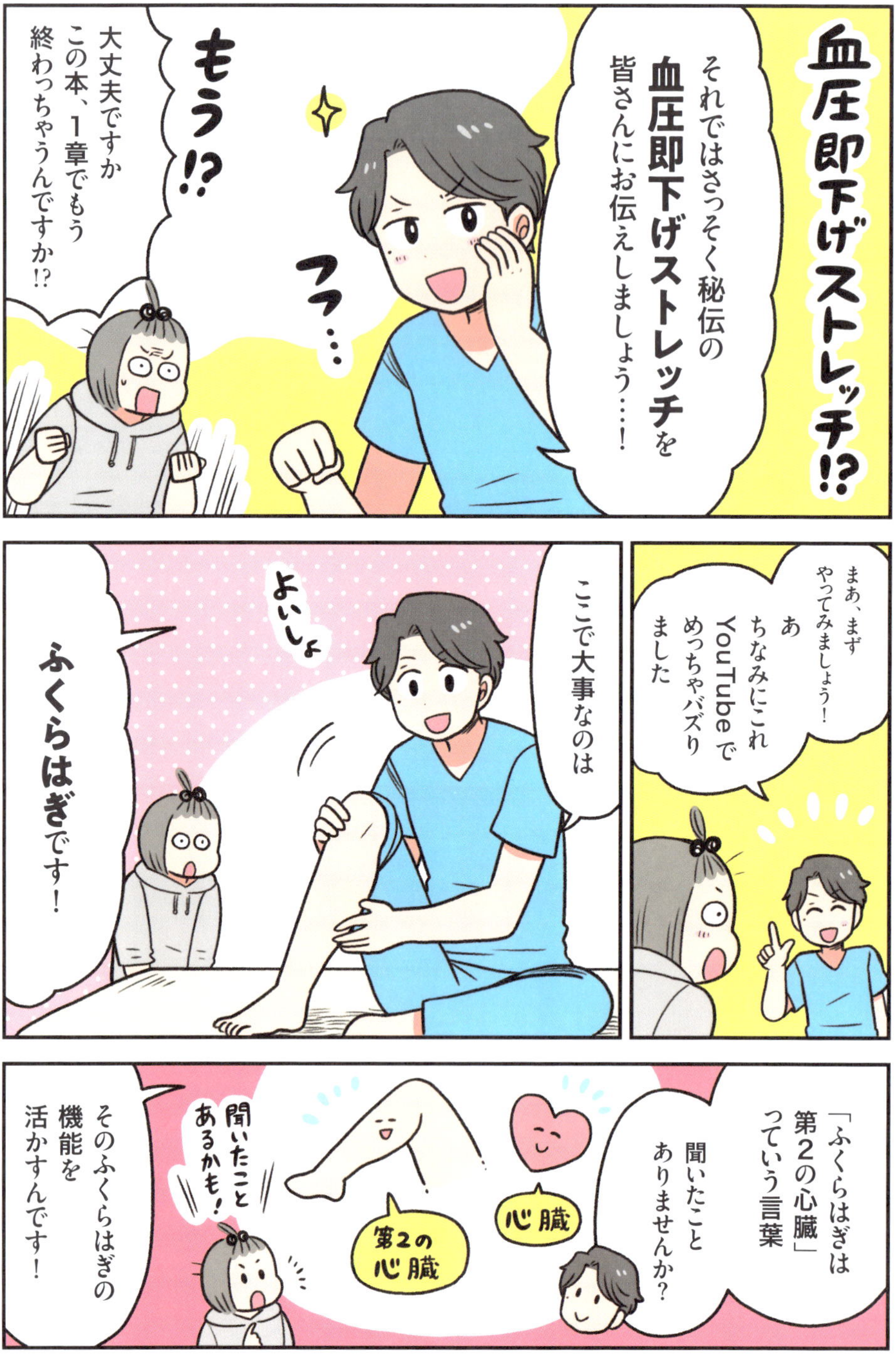

血圧即下げストレッチ!?
それではさっそく秘伝の 血圧即下げストレッチを 皆さんにお伝えしましょう…!
フフ…
もう!?
大丈夫ですか この本、1章でもう 終わっちゃうんですか!?
まあ、まず やってみましょう! あ ちなみにこれ YouTube で めっちゃバズり ました
よいしょ
ここで大事なのは
ふくらはぎです!
「ふくらはぎは 第2の心臓」 っていう言葉
聞いたこと ありませんか?
心臓
第2の 心臓
聞いたこと あるかも!
そのふくらはぎの 機能を 活かすんです!

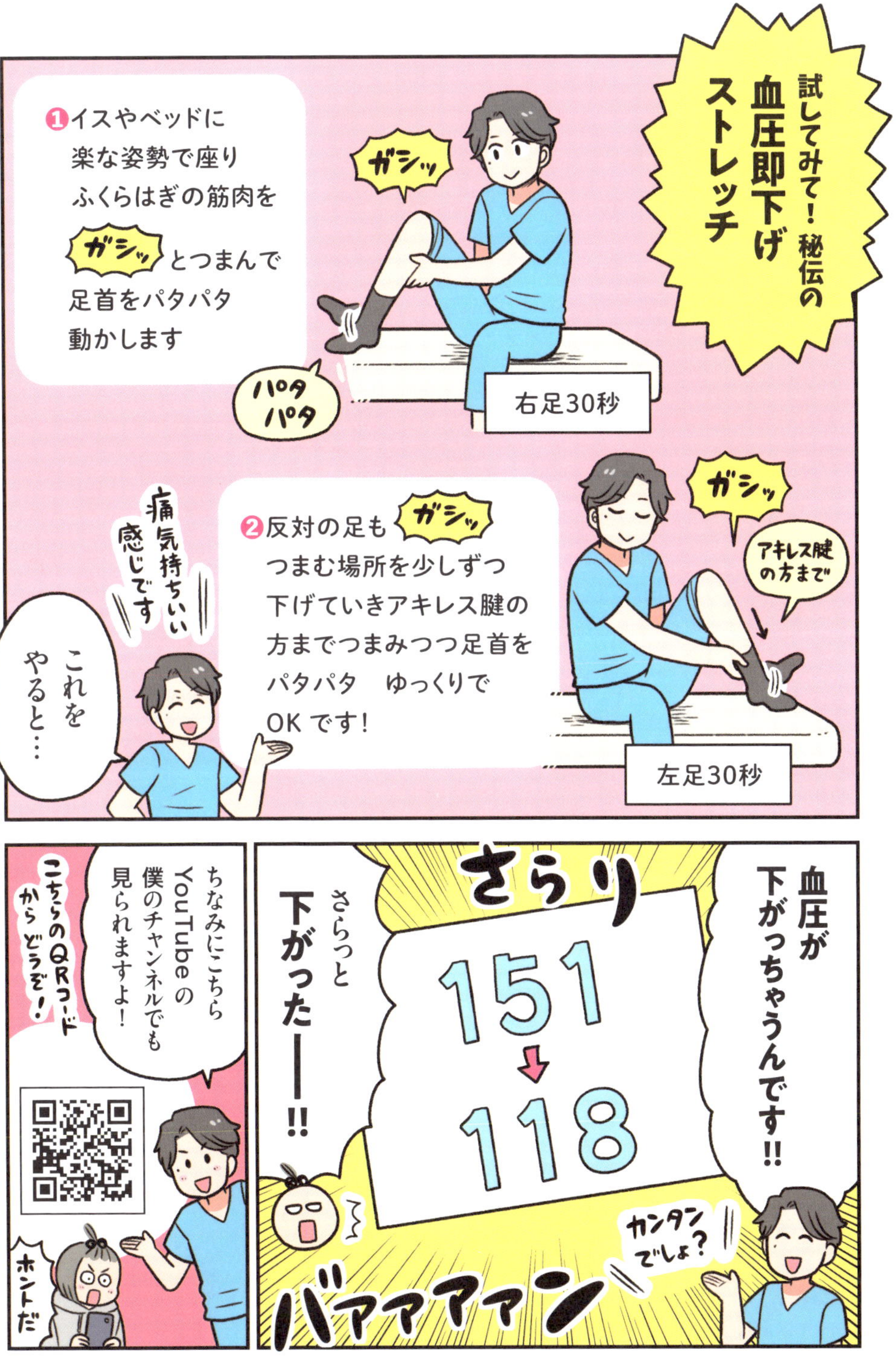
試してみて！秘伝の
血圧即下げストレッチ
1 イスやベッドに楽な姿勢で座りふくらはぎの筋肉をガシッとつまんで足首をパタパタ動かします
ガシッ
パタパタ
右足30秒
ガシッ
アキレス腱の方まで
2 反対の足もガシッ つまむ場所を少しずつ下げていきアキレス腱の方までつまみつつ足首をパタパタ　ゆっくりでOKです！
左足30秒
痛気持ちいい感じです
これをやると…
血圧が下がっちゃうんです!!
さらり
151
118
さらっと下がったーー!!
カンタンでしょ？
バアアアァン
ちなみにこちらYouTubeの僕のチャンネルでも見られますよ！
こちらのQRコードからどうぞ！
ホントだ

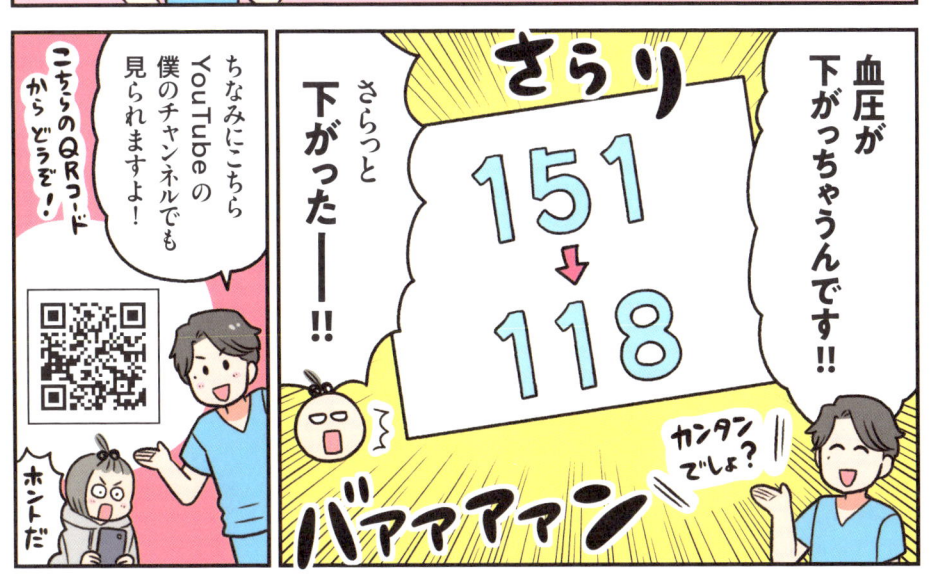

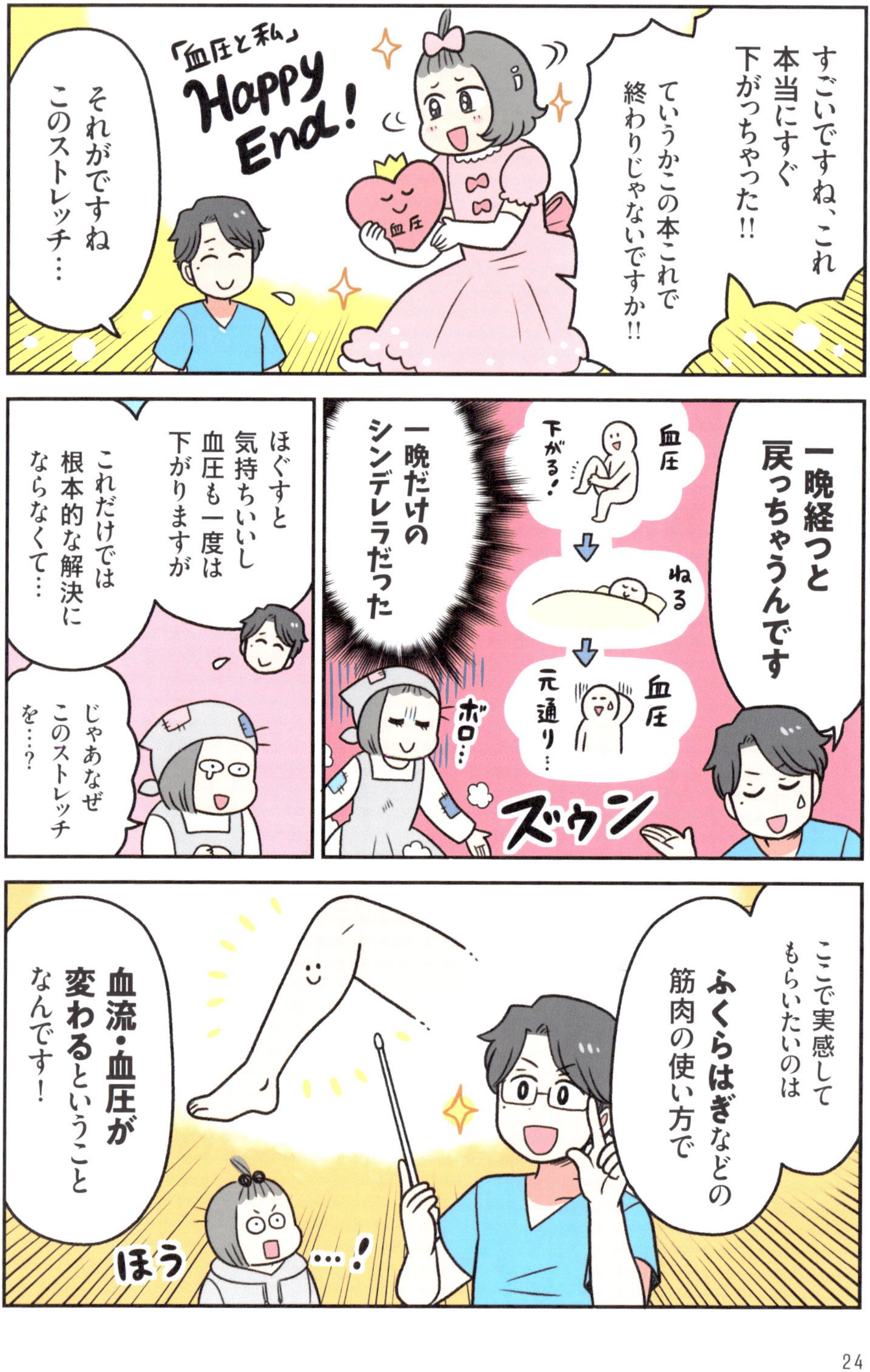
すごいですね、これ本当にすぐ下がっちゃった!!
ていうかこの本これで終わりじゃないですか!!
「血圧と私」Happy End!
血圧
それがですねこのストレッチ…
一晩経つと戻っちゃうんです
血圧 下がる!
ねる
血圧 元通り…
一晩だけのシンデレラだった
ボロ…
ズゥン
ほぐすと気持ちいいし血圧も一度は下がりますが
これだけでは根本的な解決にならなくて…
じゃあなぜこのストレッチを…?
ここで実感してもらいたいのはふくらはぎなどの筋肉の使い方で
血流・血圧が変わるということなんです!
ほう…!

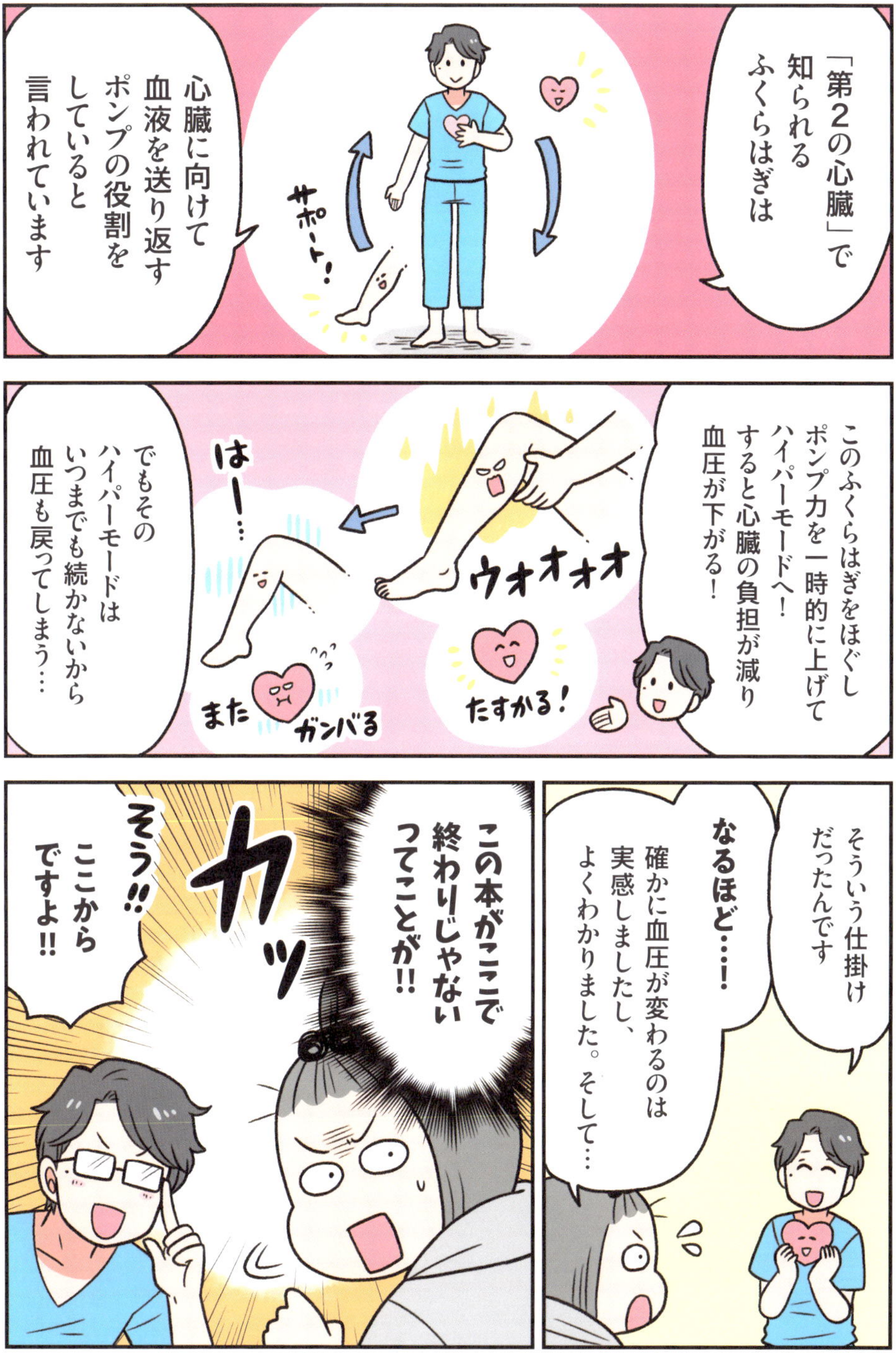
「第2の心臓」で知られるふくらはぎは
心臓に向けて血液を送り返すポンプの役割をしていると言われています
サポート！
このふくらはぎをほぐしポンプ力を一時的に上げてハイパーモードへ！すると心臓の負担が減り血圧が下がる！
ウオオオオ
たすかる！
はー…
また
ガンバる
でもそのハイパーモードはいつまでも続かないから血圧も戻ってしまう…
そういう仕掛けだったんです
なるほど…！
確かに血圧が変わるのは実感しましたし、よくわかりました。そして…
カッ
この本がここで終わりじゃないってことが!!
そう!!
ここからですよ!!

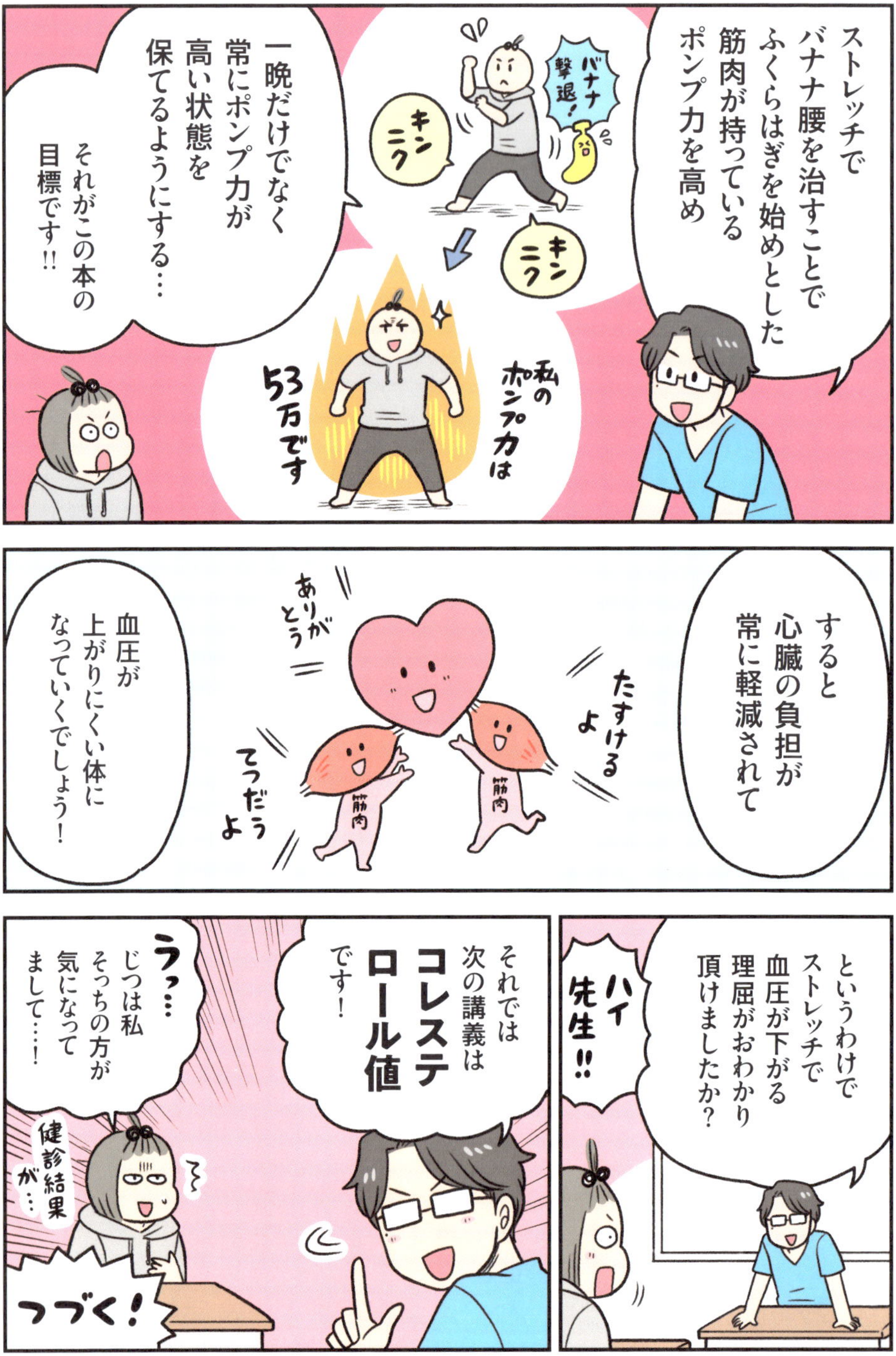

ストレッチでバナナ腰を治すことでふくらはぎを始めとした筋肉が持っているポンプ力を高め
バナナ撃退!
キンニク
キンニク
私のポンプ力は53万です
一晩だけでなく常にポンプ力が高い状態を保てるようにする…
それがこの本の目標です!!
すると心臓の負担が常に軽減されて
たすけるよ
ありがとう
てつだうよ
筋肉
筋肉
血圧が上がりにくい体になっていくでしょう!
というわけでストレッチで血圧が下がる理屈がおわかり頂けましたか?
ハイ先生!!
それでは次の講義はコレステロール値です!
ラァ… じつは私そっちの方が気になってまして…!
健診結果が…
つづく!

※コレステロールには悪玉（LDL）と善玉（HDL）の2種類があります。
本書ではLDLの数値を下げることを目指します。

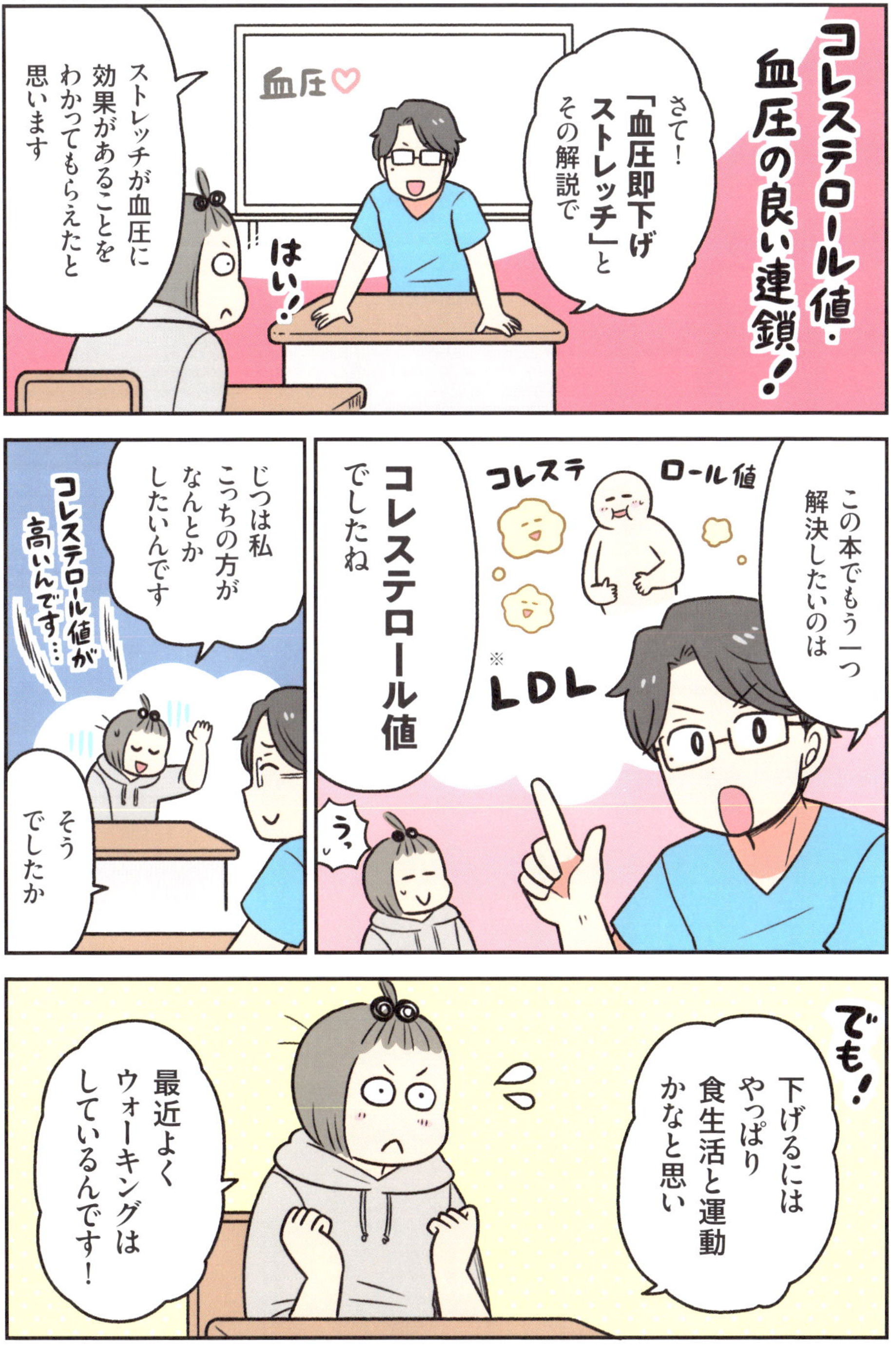

コレステロール値・血圧の良い連鎖！
血圧♡
さて！「血圧即下げストレッチ」とその解説で
はい！
ストレッチが血圧に効果があることをわかってもらえたと思います
この本でもう一つ解決したいのは
コレステ
ロール値
※LDL
コレステロール値でしたね
うっ
じつは私こっちの方がなんとかしたいんです
コレステロール値が高いんです…
そうでしたか
でも！
下げるにはやっぱり食生活と運動かなと思い
最近よくウォーキングはしているんです！

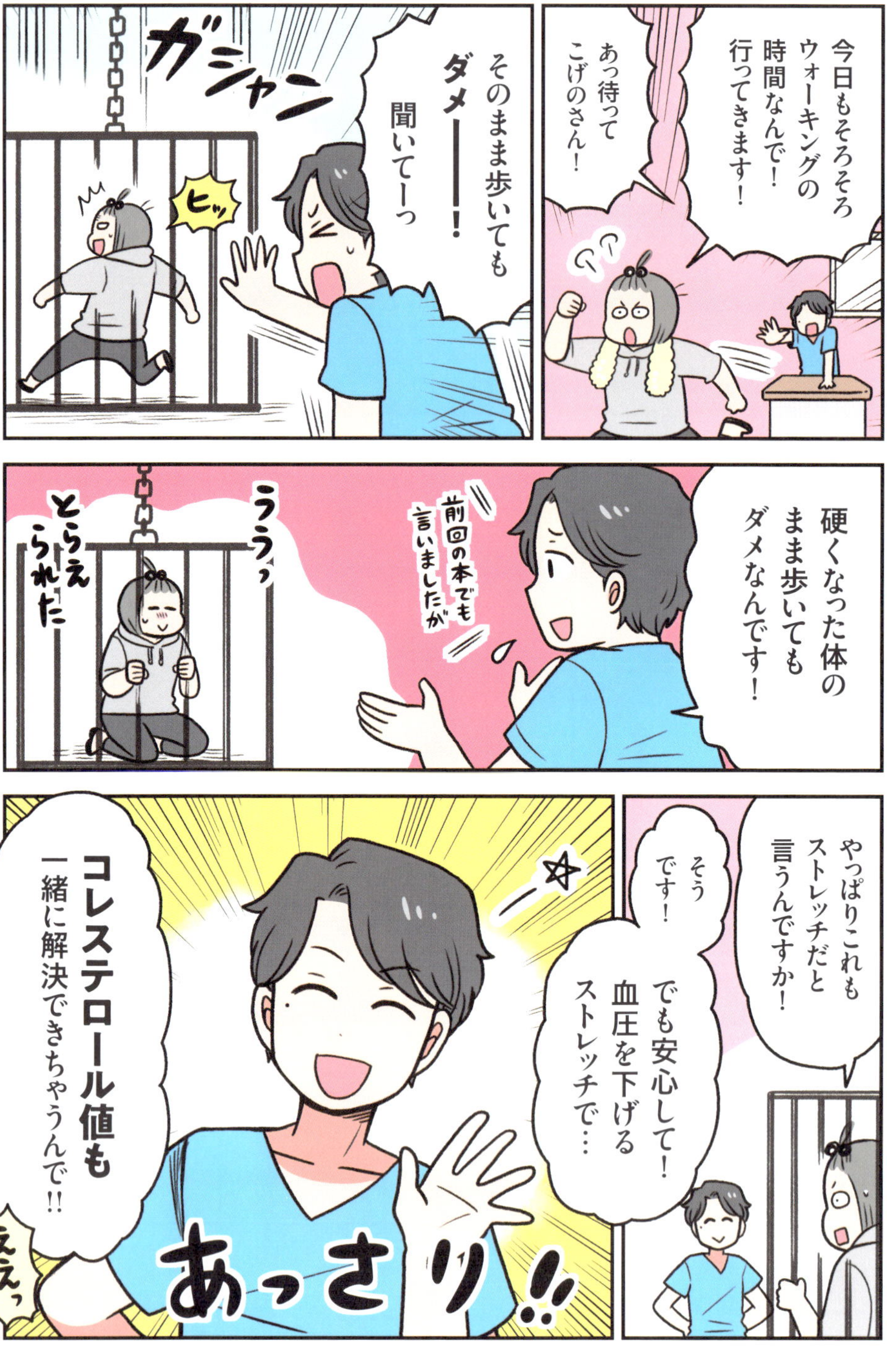
今日もそろそろウォーキングの時間なんで！行ってきます！
あっ待ってこげのさん！
ガシャン
そのまま歩いてもダメ――！
聞いてーっ
ヒッ
硬くなった体のまま歩いてもダメなんです！
前回の本でも言いましたが
ううっ
とらえられた
やっぱりこれもストレッチだと言うんですか！
そうです！
でも安心して！血圧を下げるストレッチで…
コレステロール値も一緒に解決できちゃうんで!!
あっさり!!
ええっ

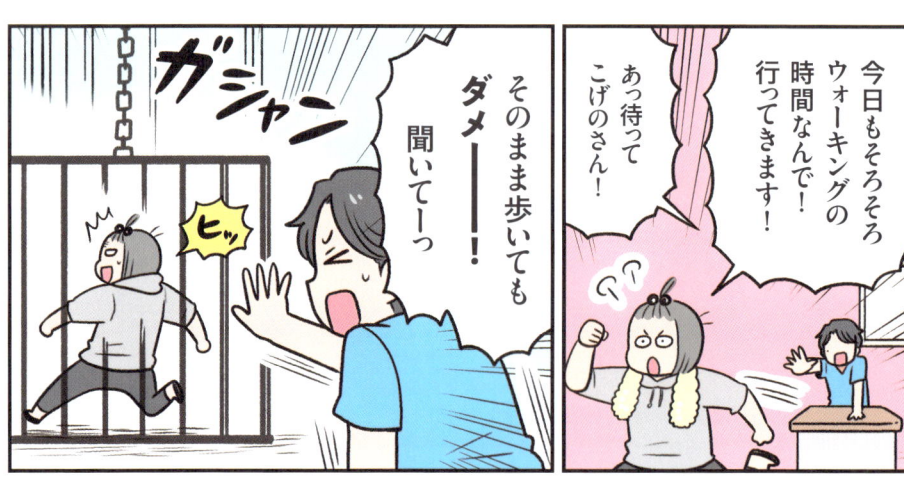

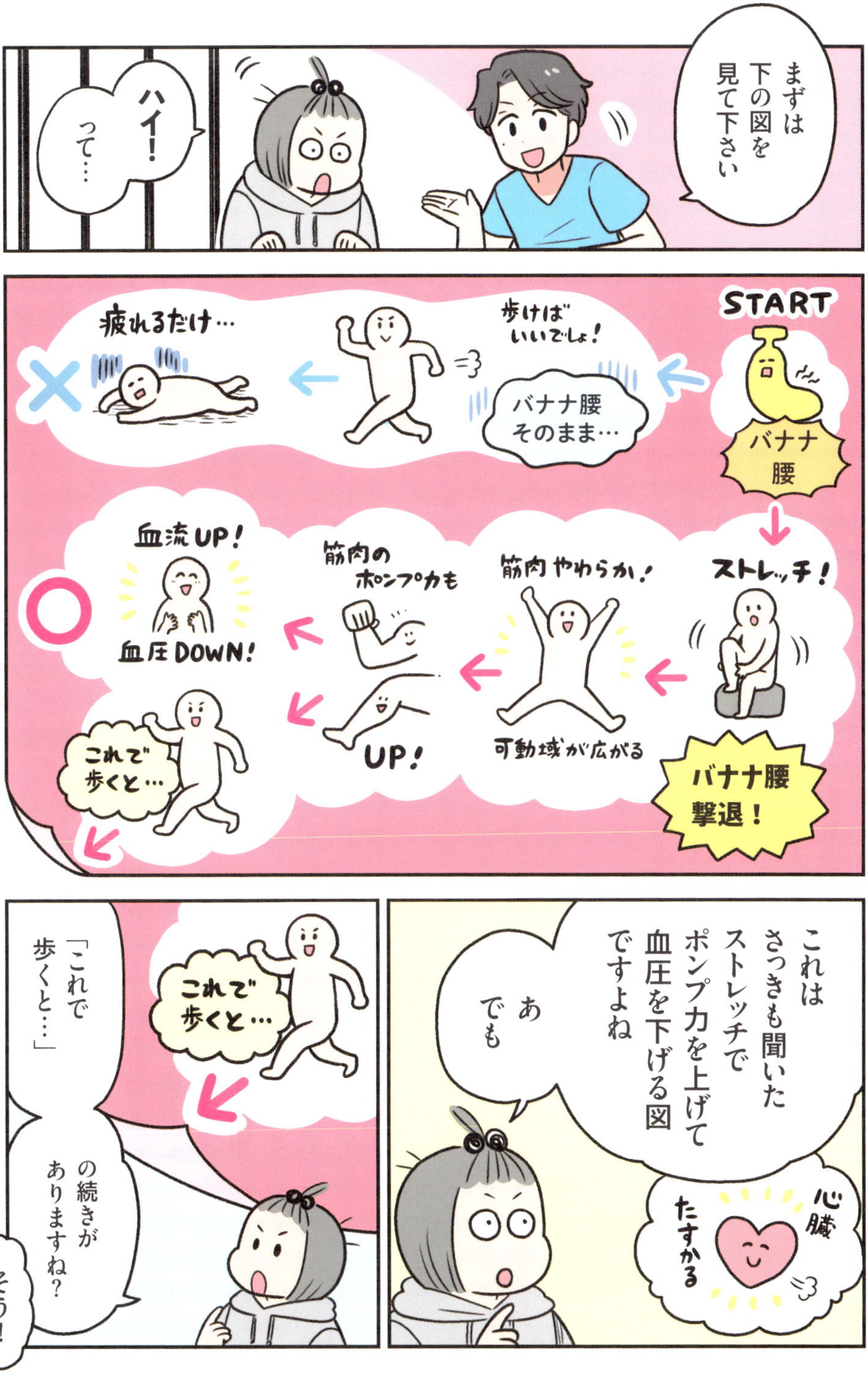

まずは下の図を見て下さい
ハイ！って…
START
バナナ腰
歩けばいいでしょ！
バナナ腰そのまま…
疲れるだけ…
ストレッチ！
筋肉やわらか！
可動域が広がる
筋肉のポンプ力もUP！
血流UP！
血圧DOWN!
これで歩くと…
バナナ腰撃退！
これはさっきも聞いたストレッチでポンプ力を上げて血圧を下げる図ですよね
あでも
心臓
たすかる
「これで歩くと…」
これで歩くと…
の続きがありますね？
そう！

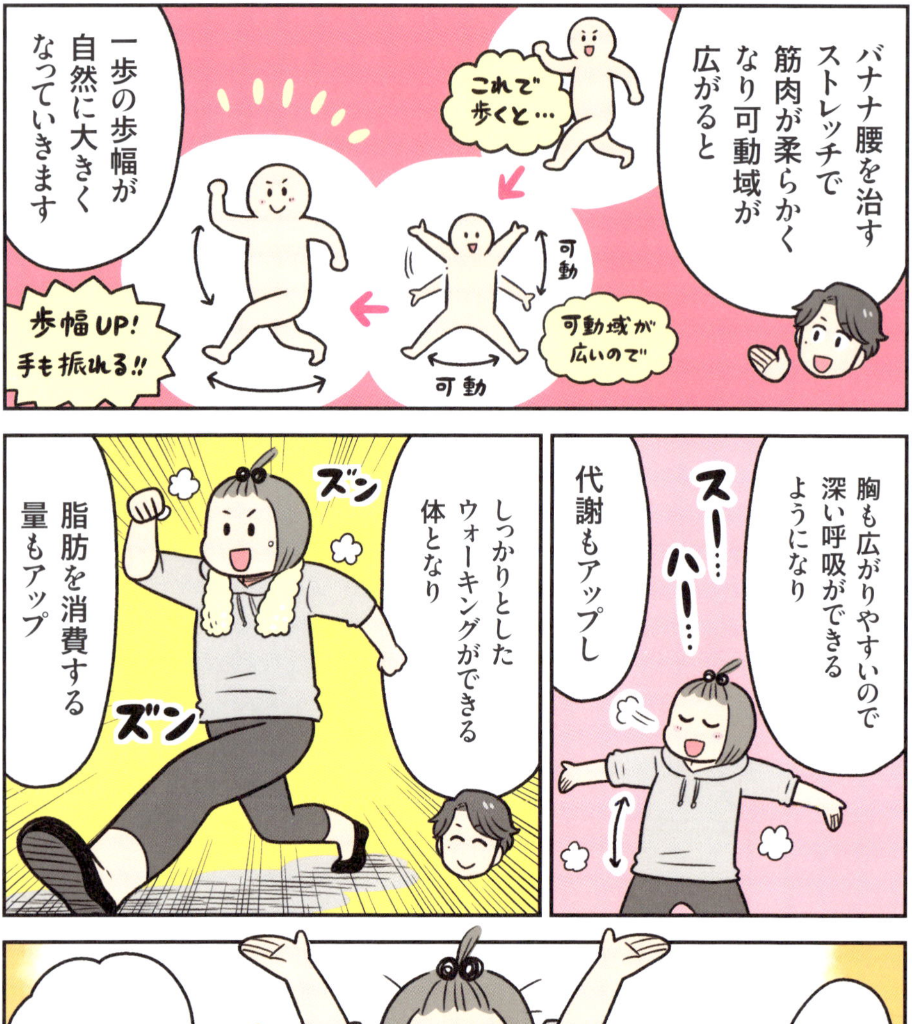
バナナ腰を治す
ストレッチで
筋肉が柔らかく
なり可動域が
広がると
これで歩くと…
可動
可動域が
広いので
可動
一歩の歩幅が
自然に大きく
なっていきます
歩幅UP!
手も振れる!!
胸も広がりやすいので
深い呼吸ができる
ようになり
スー…
ハー…
代謝もアップし
しっかりとした
ウォーキングができる
体となり
ズン
ズン
脂肪を消費する
量もアップ
結果
おおっ
コレステロール値の
ダウンへと
つながるんです!

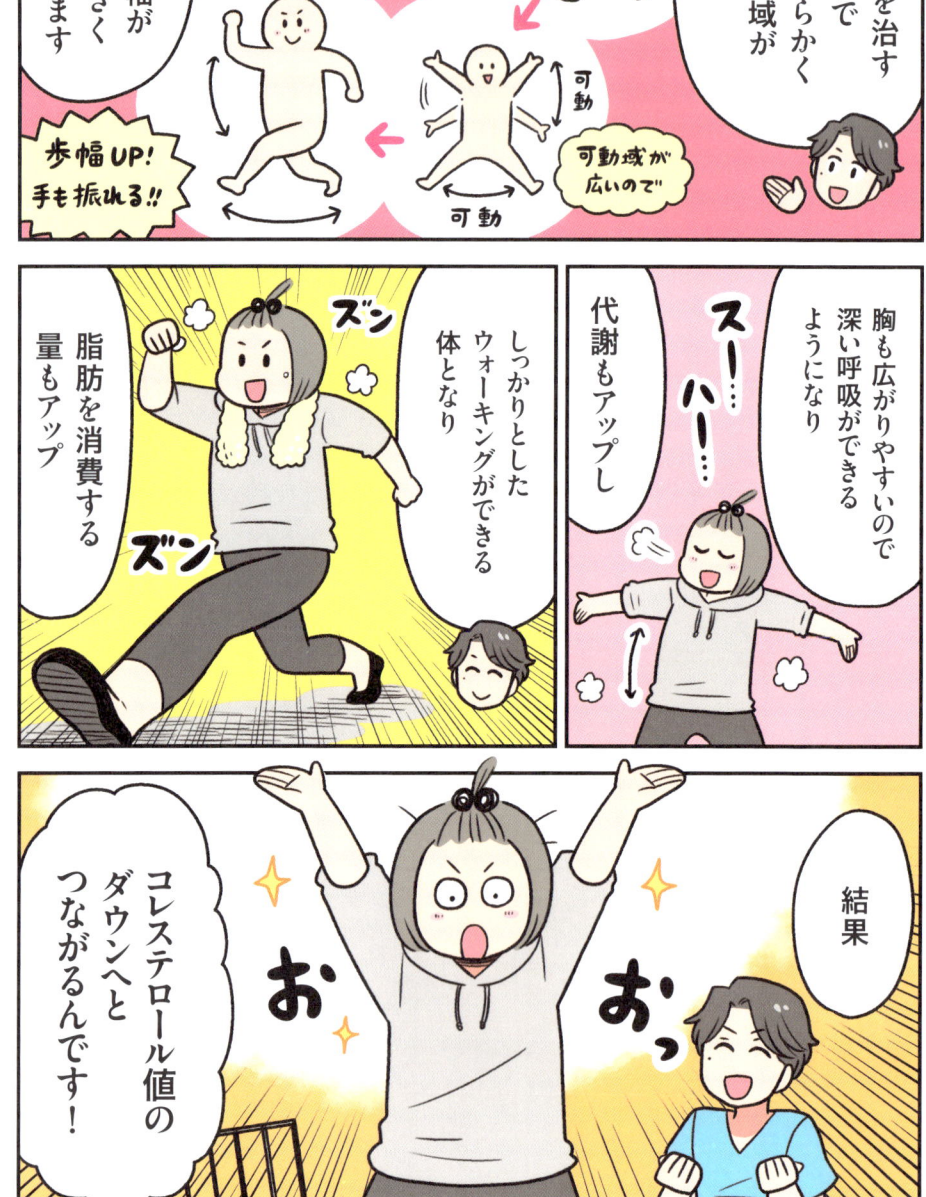

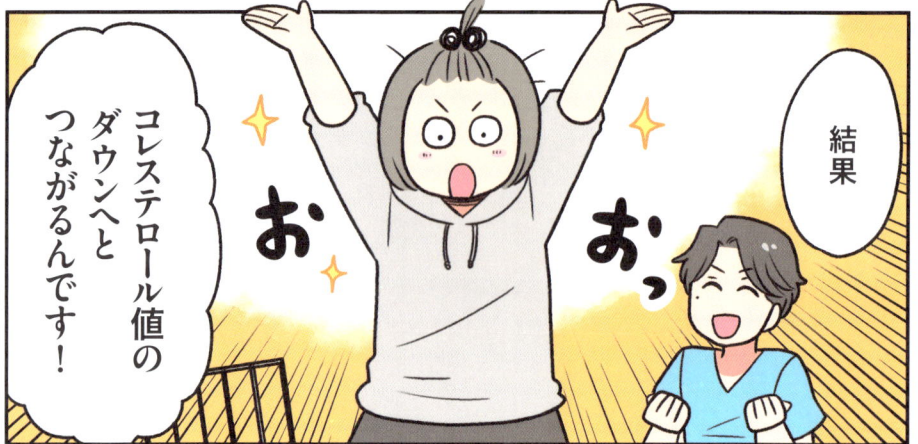

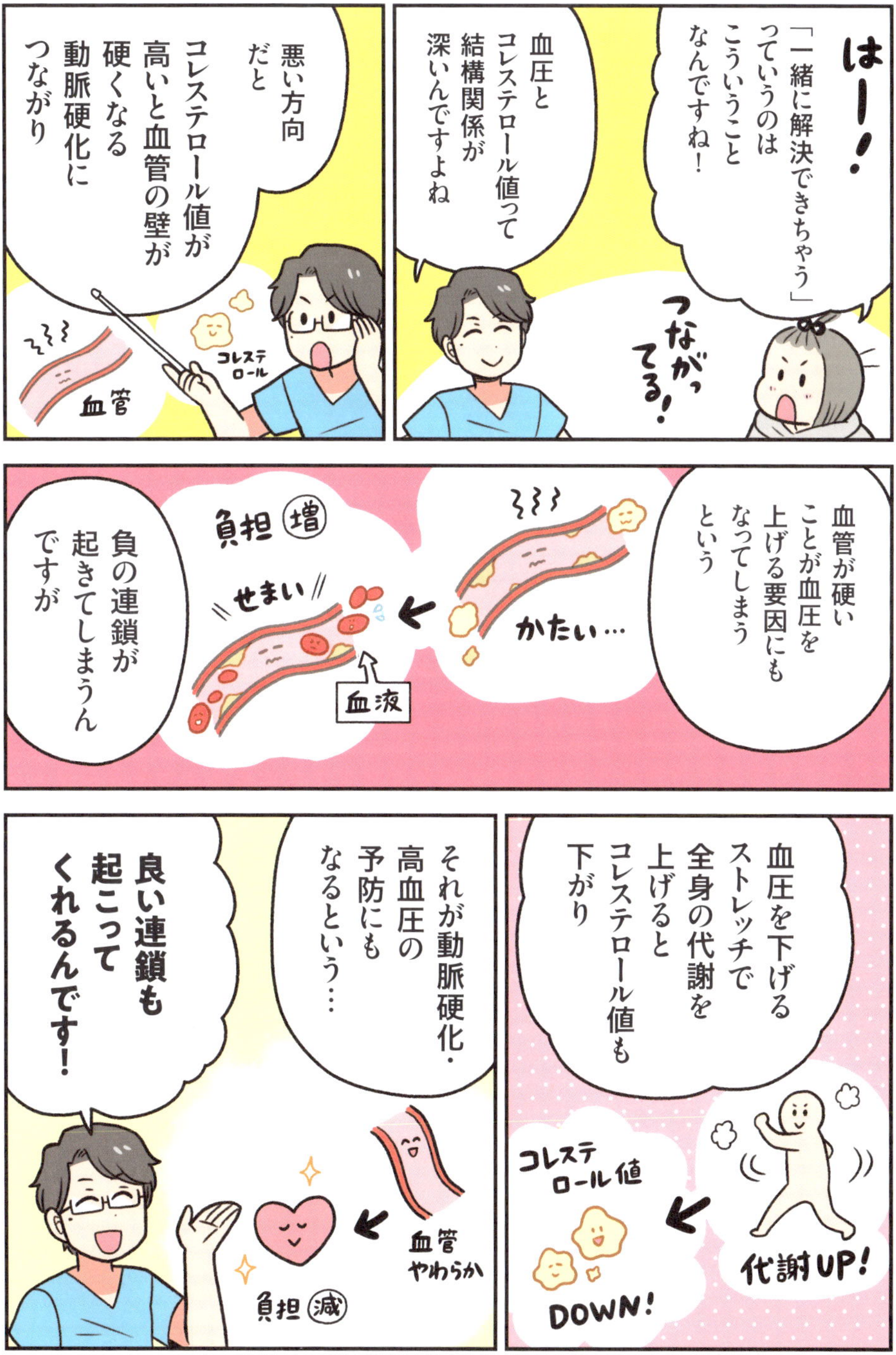
はー！
「一緒に解決できちゃう」っていうのはこういうことなんですね！
つながってる！
血圧とコレステロール値って結構関係が深いんですよね
悪い方向だと
コレステロール値が高いと血管の壁が硬くなる動脈硬化につながり
コレステロール
血管
血管が硬いことが血圧を上げる要因にもなってしまうという
かたい…
せまい
血液
負担増
負の連鎖が起きてしまうんですが
血圧を下げるストレッチで全身の代謝を上げるとコレステロール値も下がり
代謝UP!
コレステロール値
DOWN!
それが動脈硬化・高血圧の予防にもなるという…
血管やわらか
負担減
良い連鎖も起こってくれるんです！

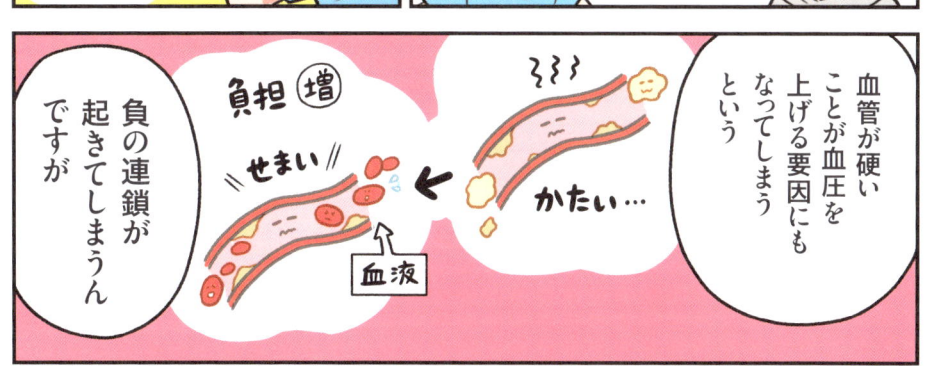

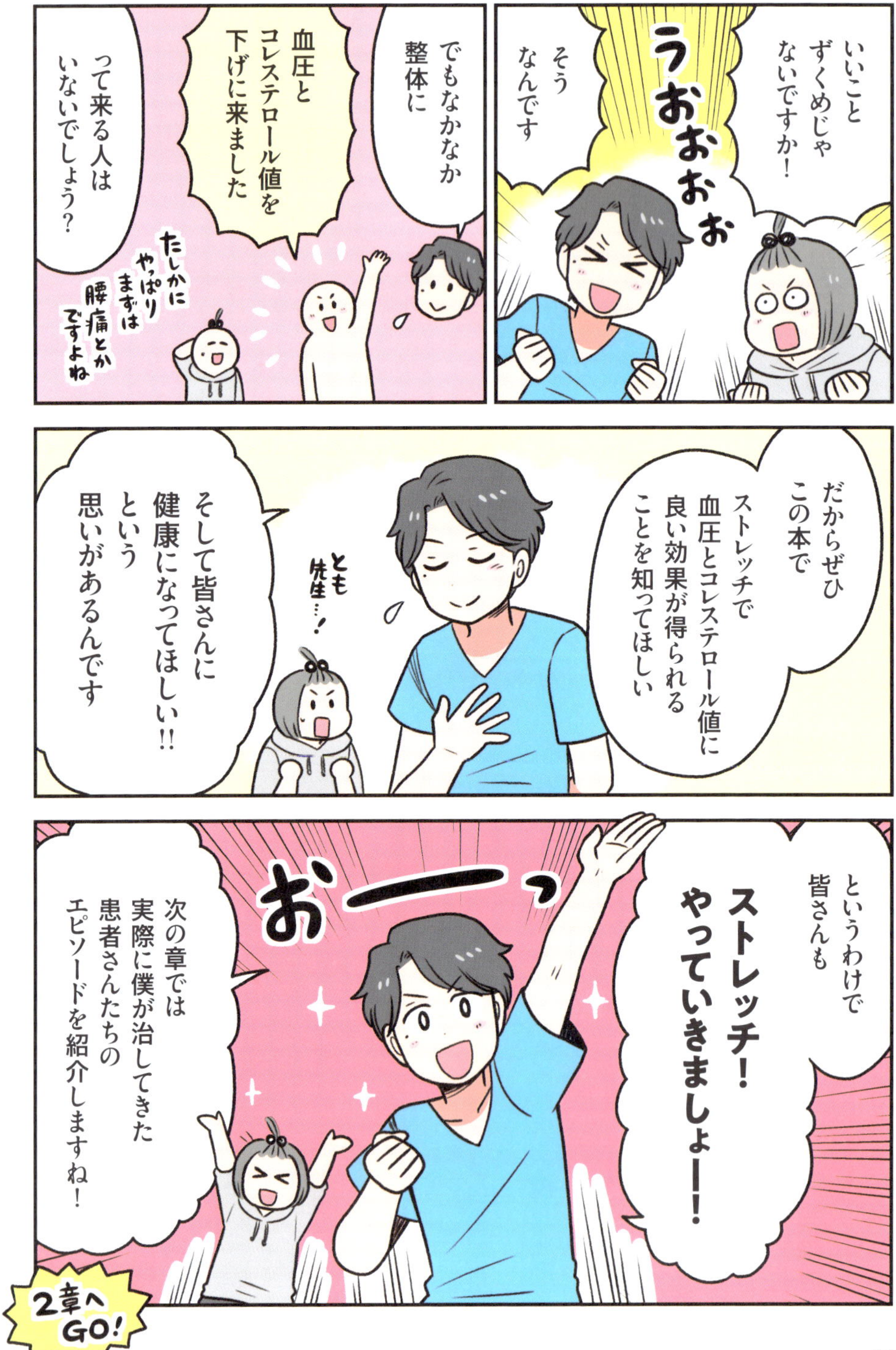
いいこと
ずくめじゃ
ないですか!
うおおおぉ
そう
なんです
でもなかなか
整体に
血圧と
コレステロール値を
下げに来ました
って来る人は
いないでしょう?
たしかに
やっぱり
まずは
腰痛とか
ですよね
だからぜひ
この本で
ストレッチで
血圧とコレステロール値に
良い効果が得られる
ことを知ってほしい
とも
先生…!
そして皆さんに
健康になってほしい!!
という
思いがあるんです
というわけで
皆さんも
ストレッチ!
やっていきましょー!
おーーっ
次の章では
実際に僕が治してきた
患者さんたちの
エピソードを紹介しますね!
2章へ
GO!

第 2 章

「バナナ腰を治したら血圧が下がった！」人たち

実例編

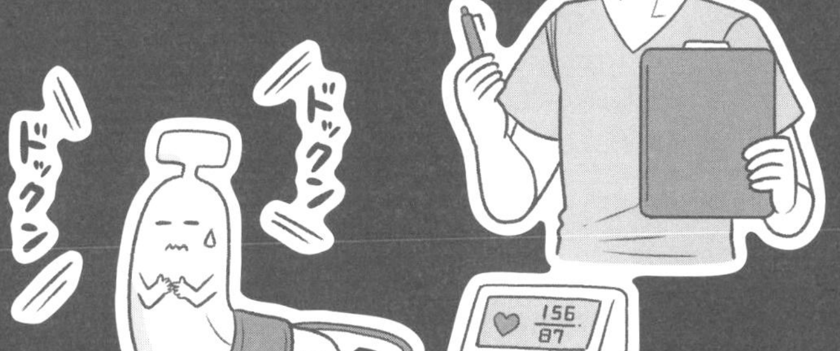

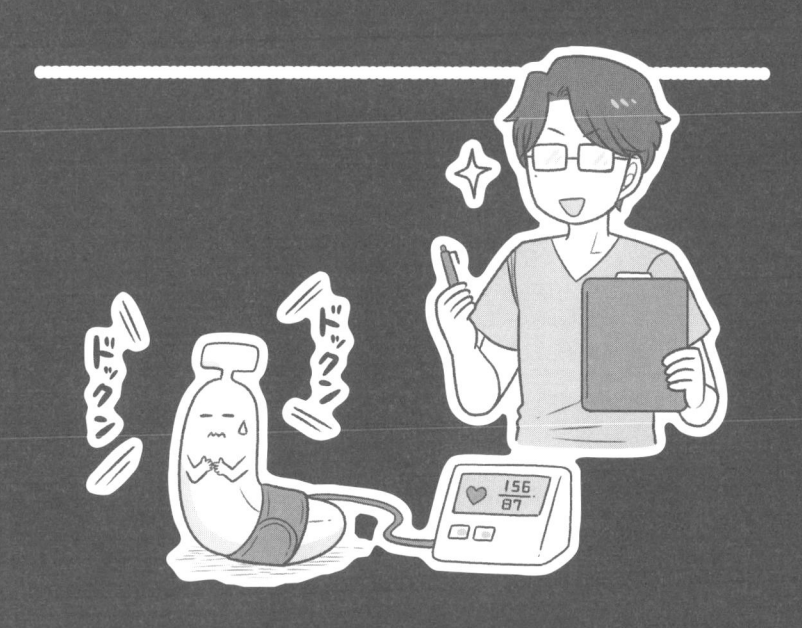

あなたも予備軍かも？
バナナ腰で血圧が高くなるのは、こんな人！

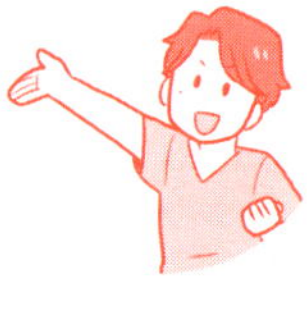

僕の整体院に来院される患者様のうち、バナナ腰以外の要因で血圧が高くなっている人には、次のような生活習慣の乱れが見られます。

- **運動不足、あるいは運動嫌い**
- **ストレスが強い**
- **塩分過多の食生活**
- **肥満気味**
- **喫煙習慣**

これらのことが当てはまり、かつバナナ腰の人は、たとえ今は数値には現れていなくても、「高血圧」予備軍と言えるでしょう。

それだけに「耳が痛い……」と感じた方は多いと思いますが、どうぞ安心してください！　じつは、最後の喫煙習慣以外は、「筋肉を適切に使う」という習慣を身につけるだけで、血圧を下げる対策を立てることができるのです！（喫煙だけは、禁煙をがんばっていただくしかありません……）

では、その対策とは？　答えは、「1日わずかな時間（それも1分！）で、ストレッチを正しく行うだけ」。詳しくは次ページからのまんがをお読みいただければと思いますが、使われるべき筋肉が使われるようになると、どうなるのかというと…

●運動不足↓解消

●ストレス↓発散

●塩分過多＆肥満↓代謝が上がってダイエット効果も出る
↓やがて血圧も下がっていく

…というしくみです！　さて、まんがの登場人物たちは、実際にどのように血圧を下げていったのでしょうか。楽しみながら、読み進めてくださいね！

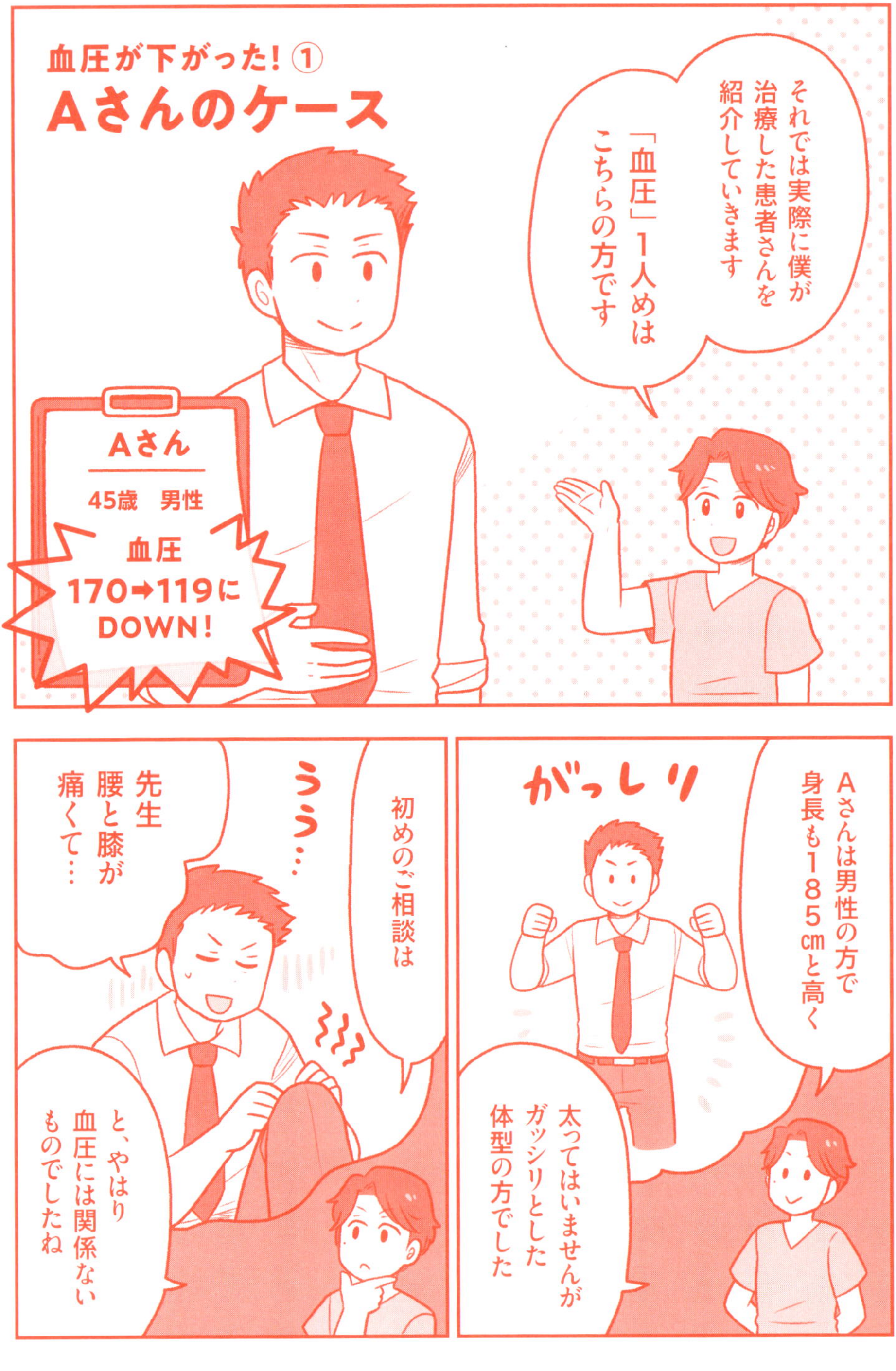
血圧が下がった！①
Aさんのケース
それでは実際に僕が治療した患者さんを紹介していきます
「血圧」1人めはこちらの方です
Aさん
45歳　男性
血圧
170➡119に
DOWN！
Aさんは男性の方で身長も185㎝と高く
がっしり
太ってはいませんがガッシリとした体型の方でした
初めのご相談は
うう…
先生 腰と膝が痛くて…
と、やはり血圧には関係ないものでしたね

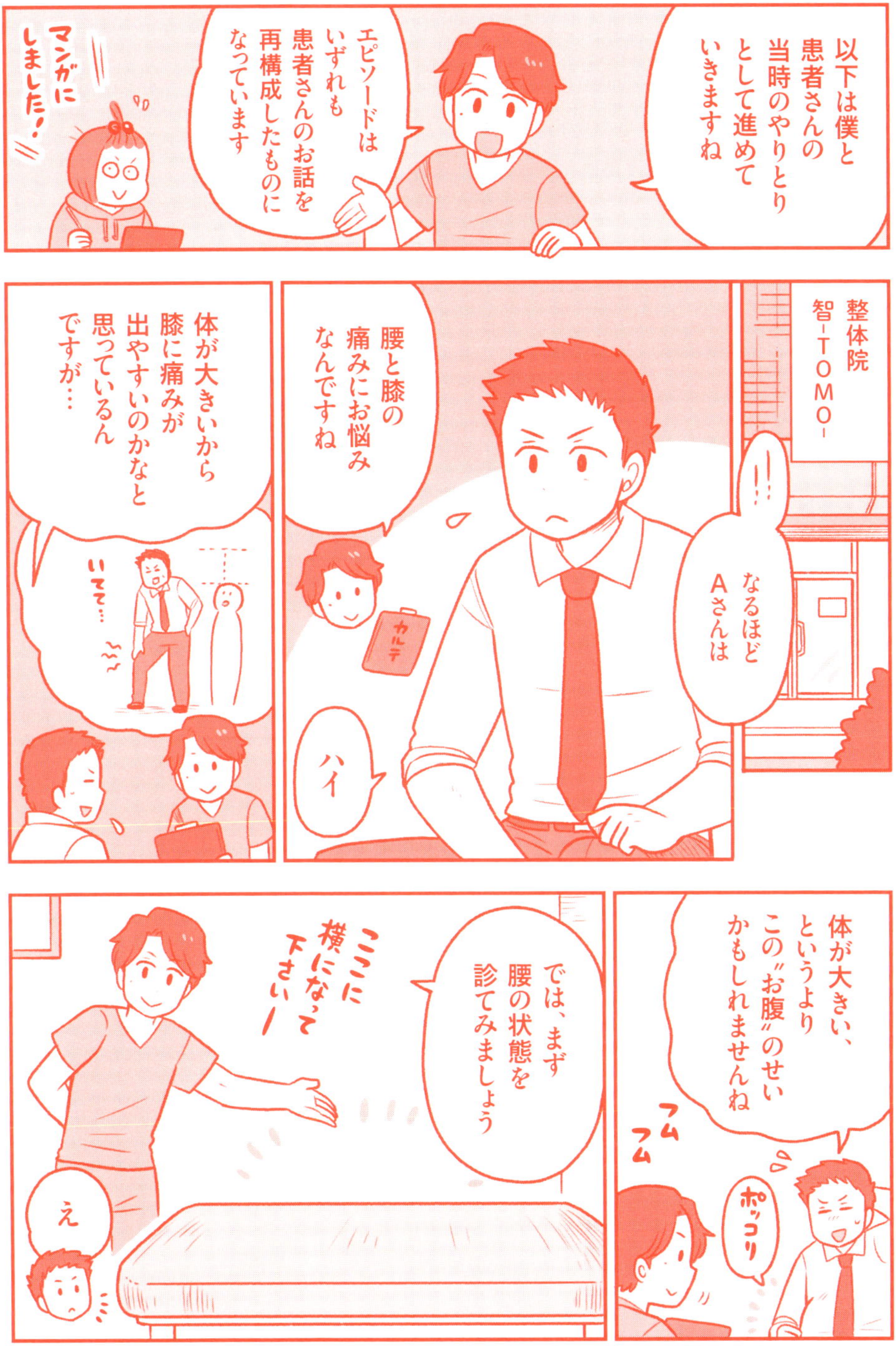
以下は僕と患者さんの当時のやりとりとして進めていきますね
エピソードはいずれも患者さんのお話を再構成したものになっています
マンガにしました！
整体院 智-TOMO-
!!
なるほどAさんは
腰と膝の痛みにお悩みなんですね
カルテ
ハイ
体が大きいから膝に痛みが出やすいのかなと思っているんですが…
いてて…
体が大きい、というよりこの〝お腹〟のせいかもしれませんね
フムフム
ポッコリ
では、まず腰の状態を診てみましょう
ここに横になって下さい！
え

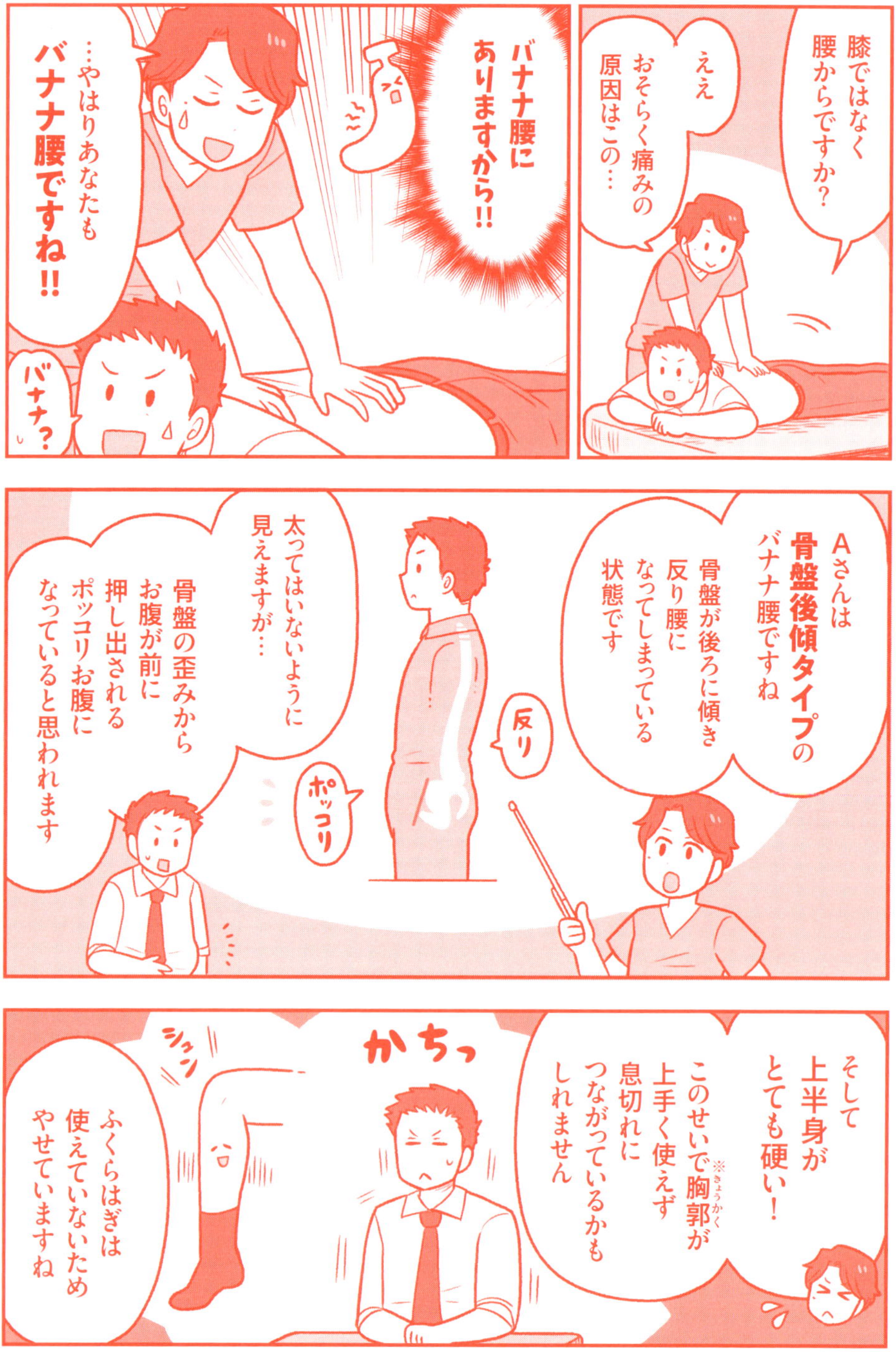
膝ではなく腰からですか？
ええ おそらく痛みの原因はこの…
バナナ腰にありますから!!
…やはりあなたもバナナ腰ですね!!
バナナ？
Aさんは骨盤後傾タイプのバナナ腰ですね
骨盤が後ろに傾き反り腰になってしまっている状態です
反り
ポッコリ
太ってはいないように見えますが…
骨盤の歪みからお腹が前に押し出されるポッコリお腹になっていると思われます
そして上半身がとても硬い！
このせいで※胸郭《きょうかく》が上手く使えず息切れにつながっているかもしれません
かちっ
シュン
ふくらはぎは使えていないためやせていますね

※肋骨・胸椎に囲われた胸の骨格のこと

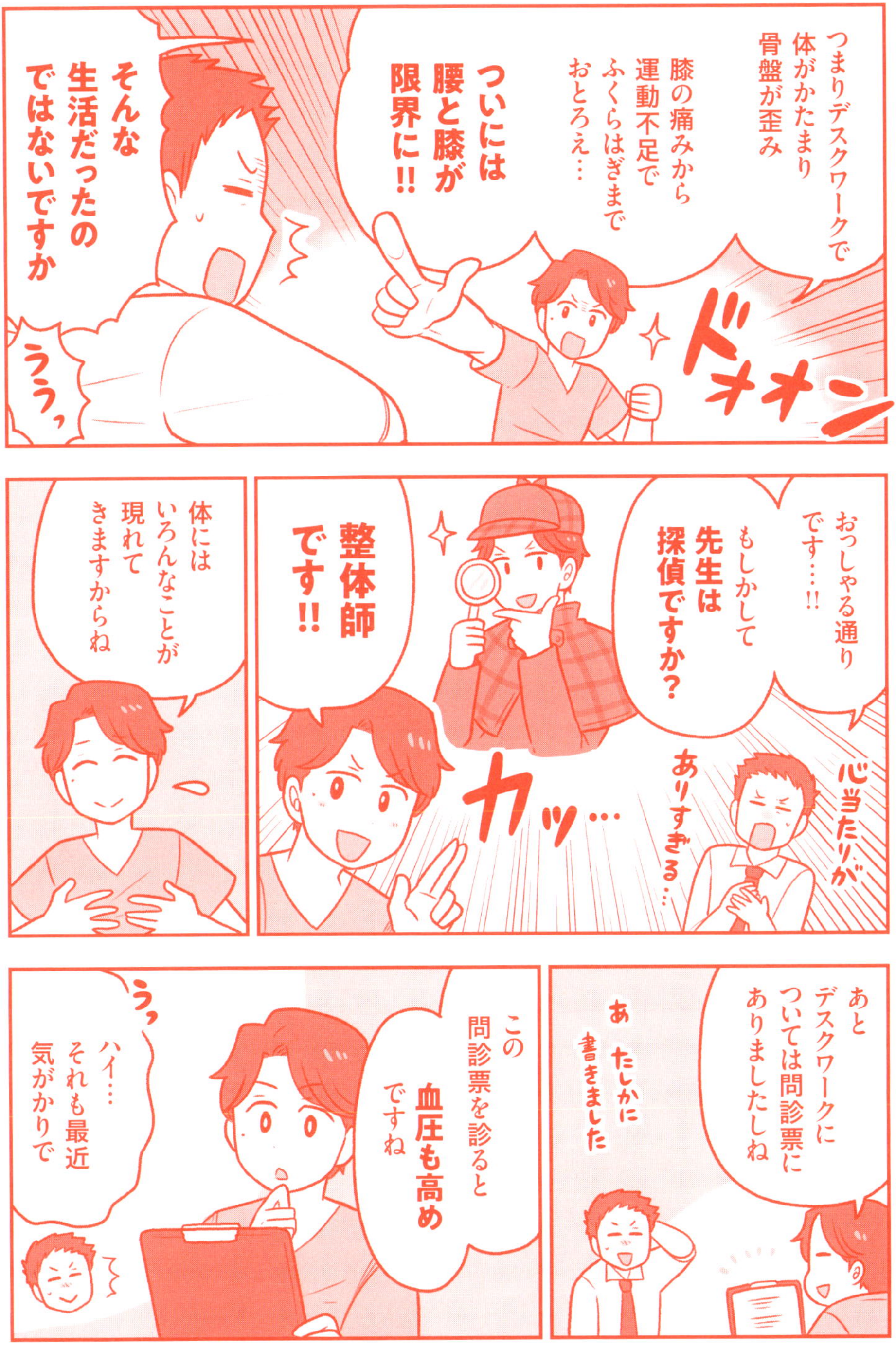
つまりデスクワークで体がかたまり骨盤が歪み
膝の痛みから運動不足でふくらはぎまでおとろえ…
ついには腰と膝が限界に!!
ドオオン
そんな生活だったのではないですか
ううっ
おっしゃる通りです…!!
もしかして先生は探偵ですか?
心当たりがありすぎる…
整体師です!!
カッ…
体にはいろんなことが現れてきますからね
あとデスクワークについては問診票にありましたしね
あ たしかに書きました
この問診票を診ると
血圧も高めですね
うっ
ハイ…それも最近気がかりで

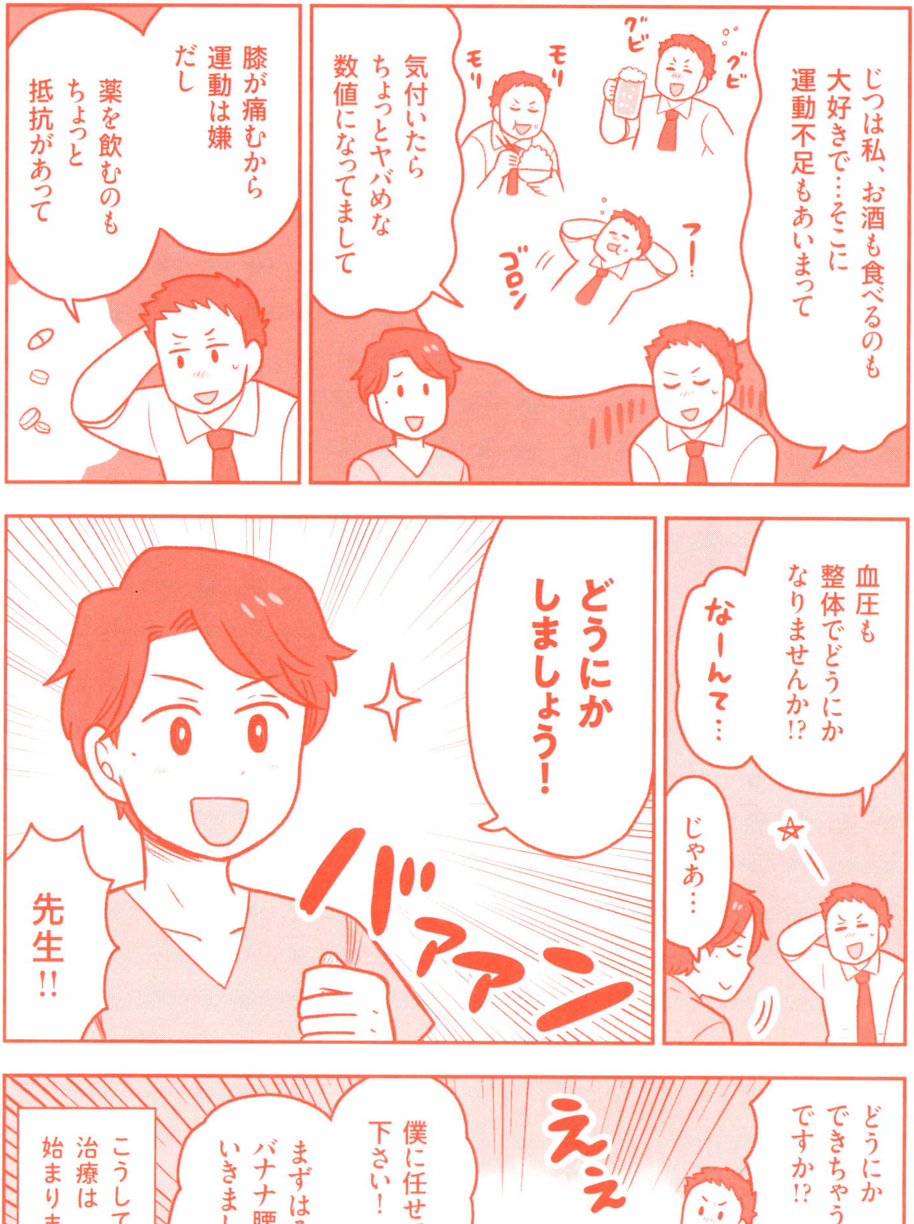

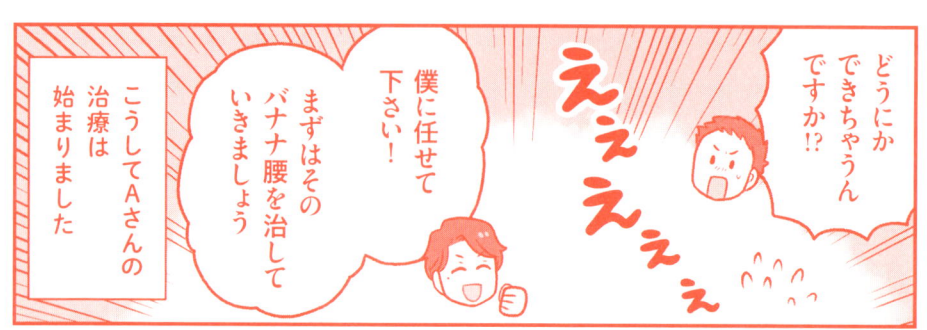

じつは私、お酒も食べるのも大好きで…そこに運動不足もあいまって
グビ
グビ
モリ
モリ
フー…
ゴロン
気付いたらちょっとヤバめな数値になってまして
膝が痛むから運動は嫌だし
薬を飲むのもちょっと抵抗があって
血圧も整体でどうにかなりませんか!?
なーんて…
じゃあ…
どうにかしましょう!
バアアン
先生!!
どうにかできちゃうんですか!?
えぇぇええぇぇ
僕に任せて下さい!
まずはそのバナナ腰を治していきましょう
こうしてAさんの治療は始まりました

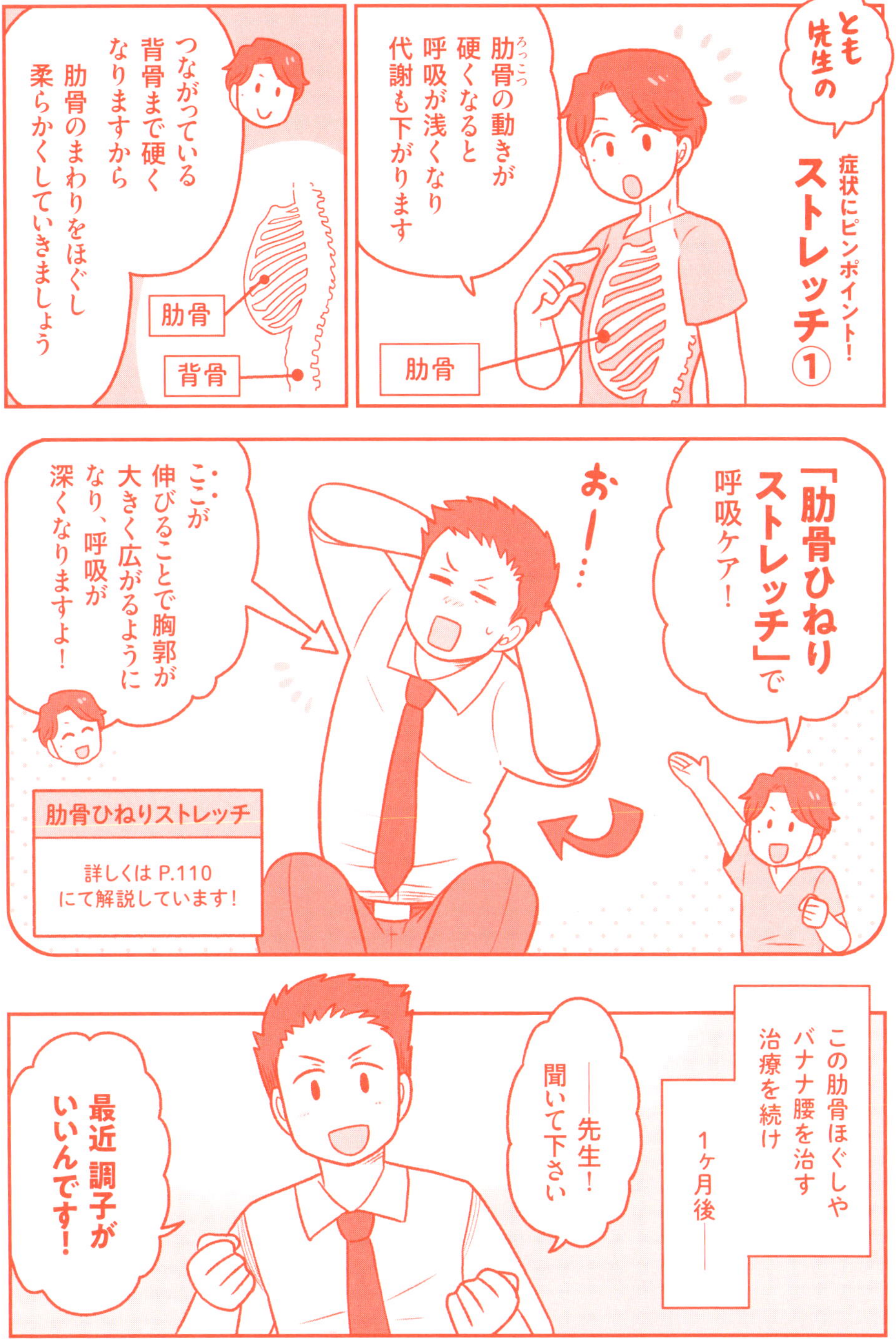
とも先生の
症状にピンポイント！
ストレッチ①
肋骨《ろっこつ》の動きが硬くなると呼吸が浅くなり代謝も下がります
肋骨
つながっている背骨まで硬くなりますから肋骨のまわりをほぐし柔らかくしていきましょう
肋骨
背骨
「肋骨ひねりストレッチ」で呼吸ケア！
おー…
ここが伸びることで胸郭が大きく広がるようになり、呼吸が深くなりますよ！
肋骨ひねりストレッチ
詳しくは P.110
にて解説しています！
この肋骨ほぐしやバナナ腰を治す治療を続け
1ヶ月後——
——先生！聞いて下さい
最近 調子がいいんです！

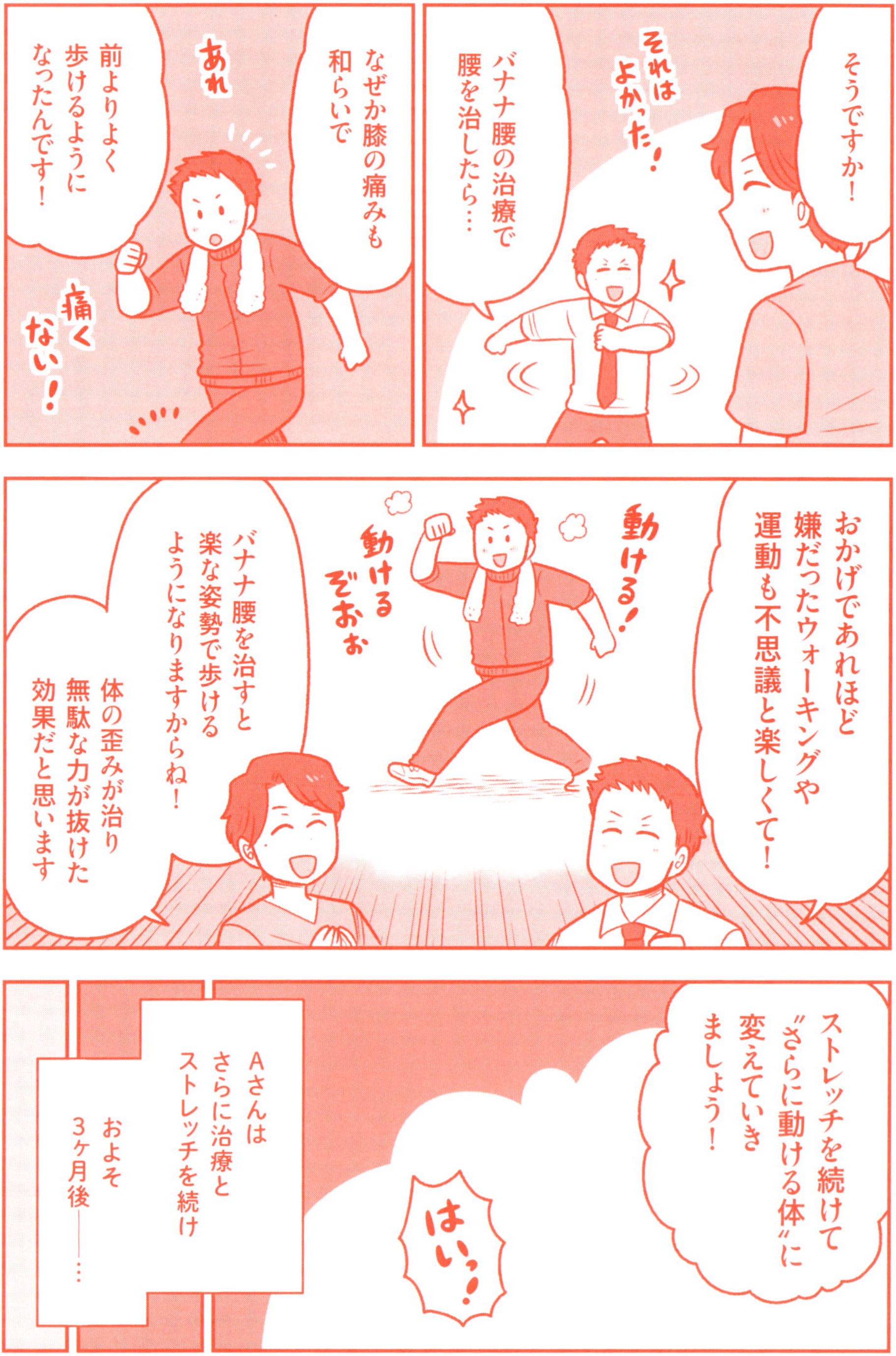

そうですか！
それはよかった！
バナナ腰の治療で腰を治したら…
なぜか膝の痛みも和らいで
あれ
前よりよく歩けるようになったんです！
痛くない！
おかげであれほど嫌だったウォーキングや運動も不思議と楽しくて！
動ける！
動けるぞぉぉ
バナナ腰を治すと楽な姿勢で歩けるようになりますからね！
体の歪みが治り無駄な力が抜けた効果だと思います
ストレッチを続けて〝さらに動ける体〟に変えていきましょう！
はいっ！
Aさんはさらに治療とストレッチを続け
およそ3ケ月後――…

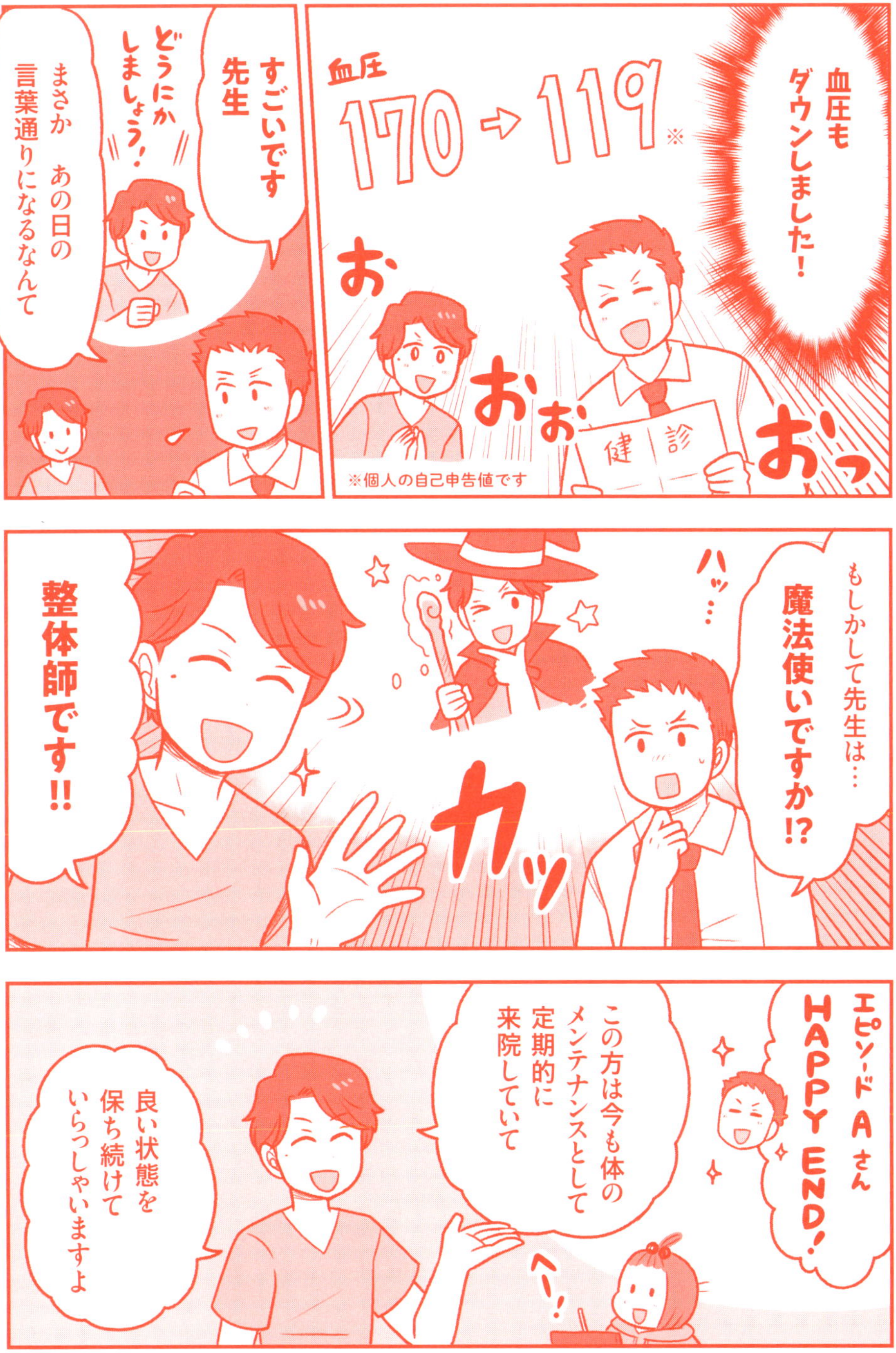
血圧もダウンしました！
血圧
170→119※
お
おぉ
おっ
健診
※個人の自己申告値です
すごいです先生
どうにかしましょう！
まさか　あの日の言葉通りになるなんて
もしかして先生は…魔法使いですか!?
ハッ…
カッ
整体師です!!
エピソードAさんHAPPY END！
この方は今も体のメンテナンスとして定期的に来院していて
良い状態を保ち続けていらっしゃいますよ
へー！

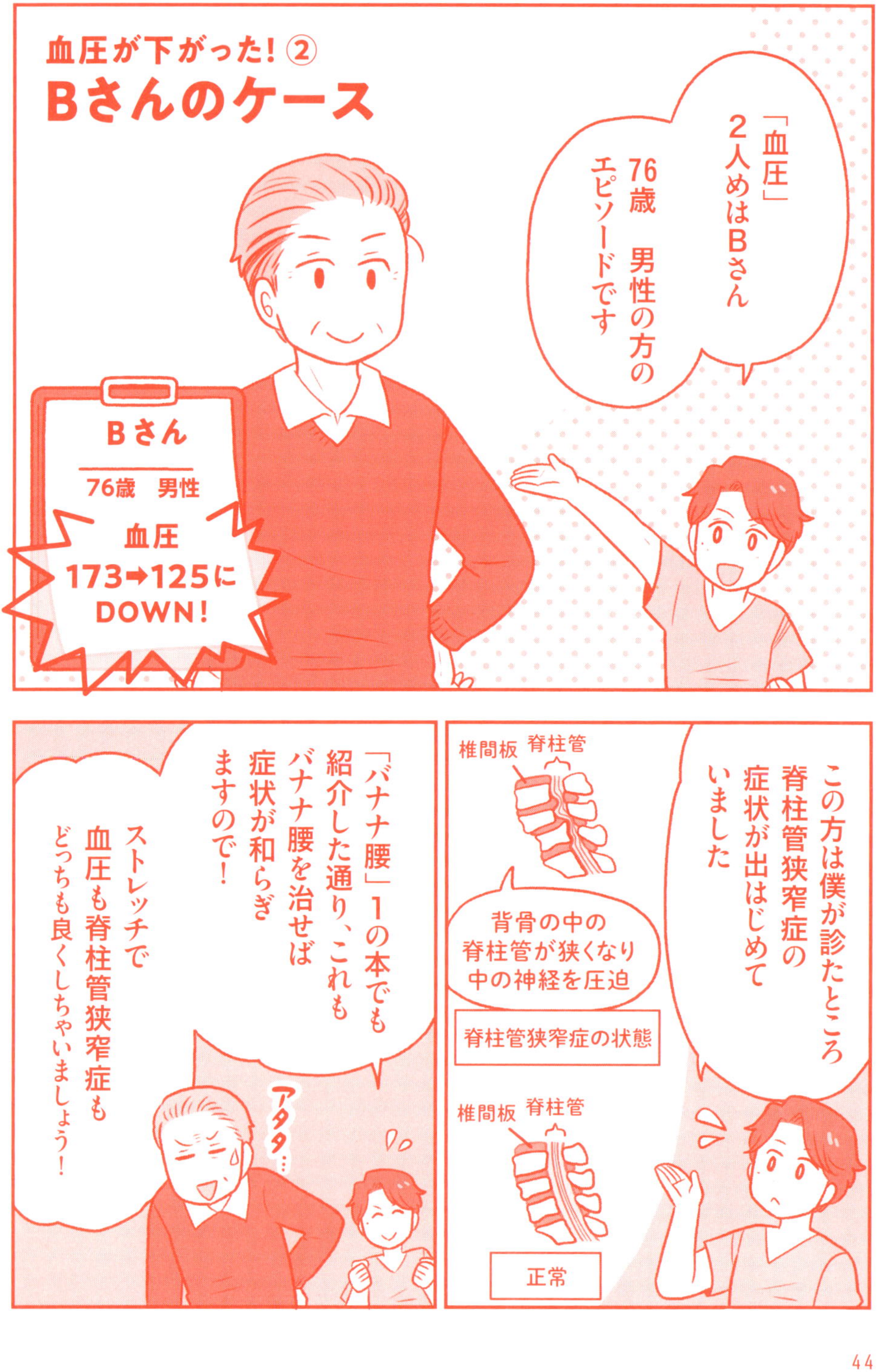

血圧が下がった！②
Bさんのケース
「血圧」2人めはBさん 76歳 男性の方のエピソードです
Bさん
76歳 男性
血圧 173➡125にDOWN！
この方は僕が診たところ脊柱管狭窄症の症状が出はじめていました
椎間板
脊柱管
背骨の中の脊柱管が狭くなり中の神経を圧迫
脊柱管狭窄症の状態
椎間板
脊柱管
正常
「バナナ腰」1の本でも紹介した通り、これもバナナ腰を治せば症状が和らぎますので！
ストレッチで血圧も脊柱管狭窄症もどっちも良くしちゃいましょう！
アタタ…

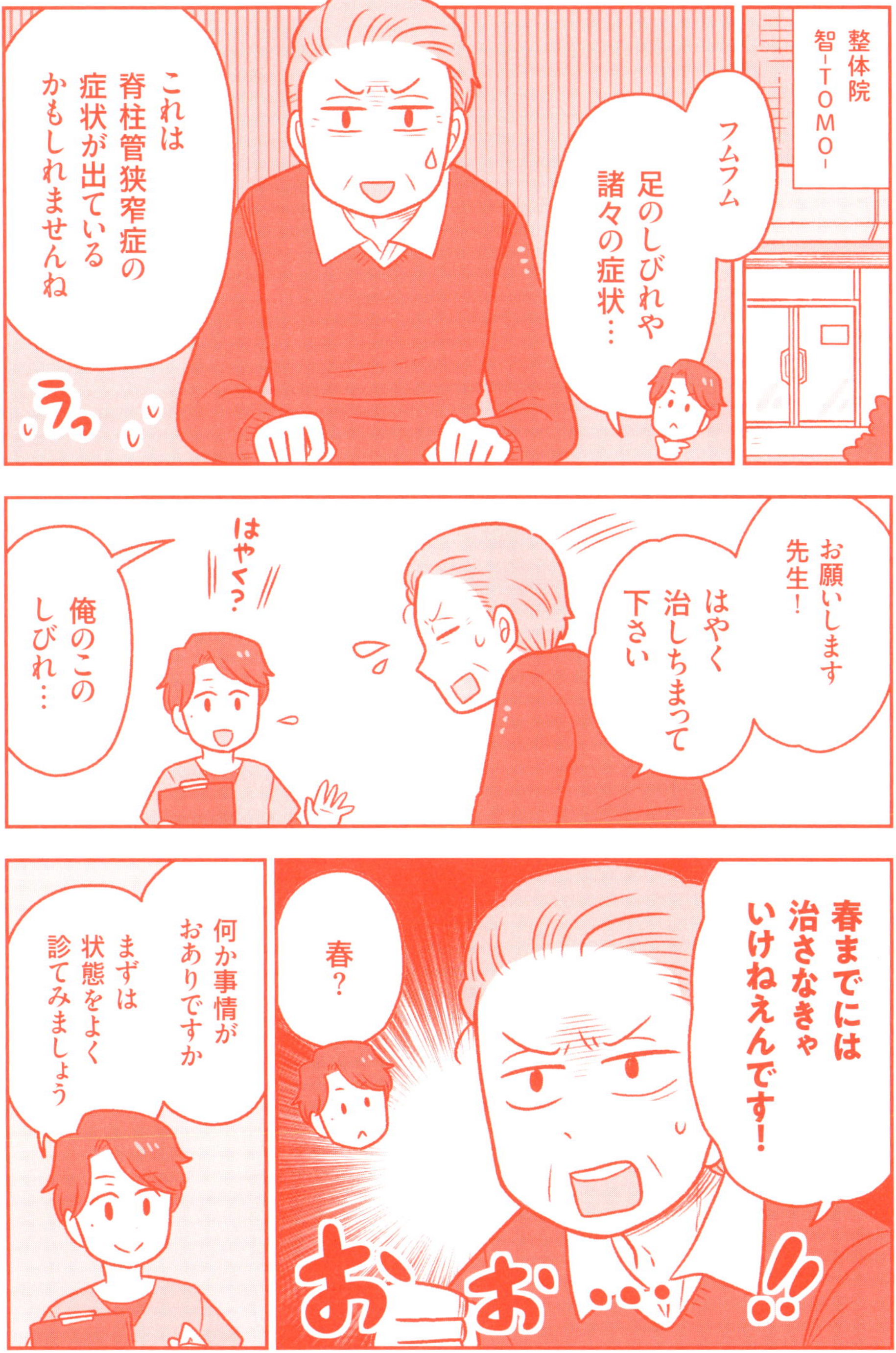
整体院 智-TOMO-
フムフム 足のしびれや 諸々の症状…
これは 脊柱管狭窄症の 症状が出ている かもしれませんね
うっ
お願いします 先生！ はやく 治しちまって 下さい
はやく？
俺のこの しびれ…
春までには 治さなきゃ いけねえんです！
春？
おーお…!!
何か事情が おありですか まずは 状態をよく 診てみましょう

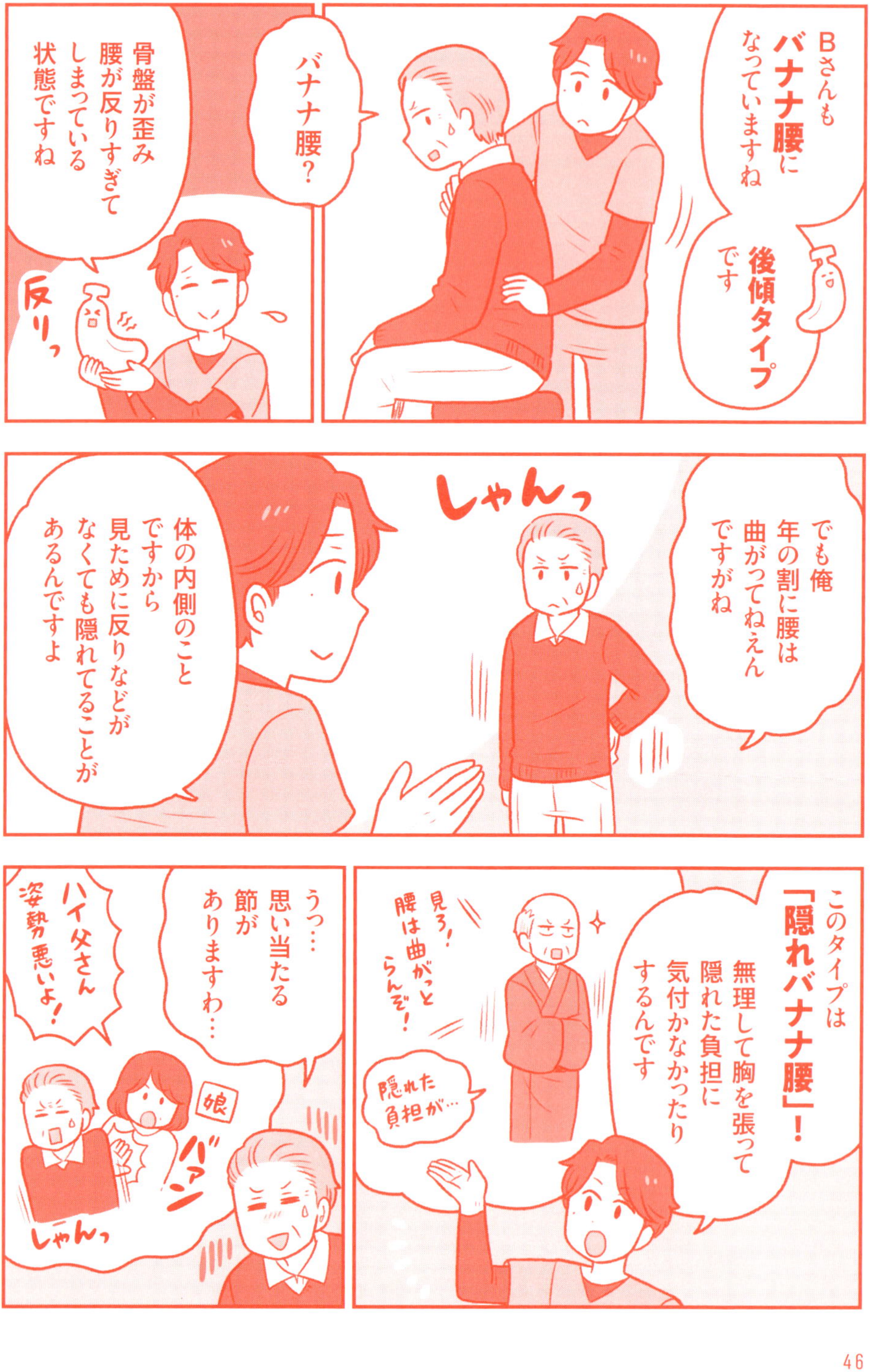
Bさんも バナナ腰に なっていますね
後傾タイプ です
バナナ腰？
骨盤が歪み 腰が反りすぎて しまっている 状態ですね
反りっ
でも俺 年の割に腰は 曲がってねえん ですがね
しゃんっ
体の内側のこと ですから 見ために反りなどが なくても隠れてることが あるんですよ
このタイプは 「隠れバナナ腰」！ 無理して胸を張って 隠れた負担に 気付かなかったり するんです
見ろ！ 腰は曲がっとらんぞ！
隠れた 負担が…
うっ… 思い当たる 節が ありますわ…
ハイ父さん 姿勢悪いよ！
娘
バァン
しゃんっ

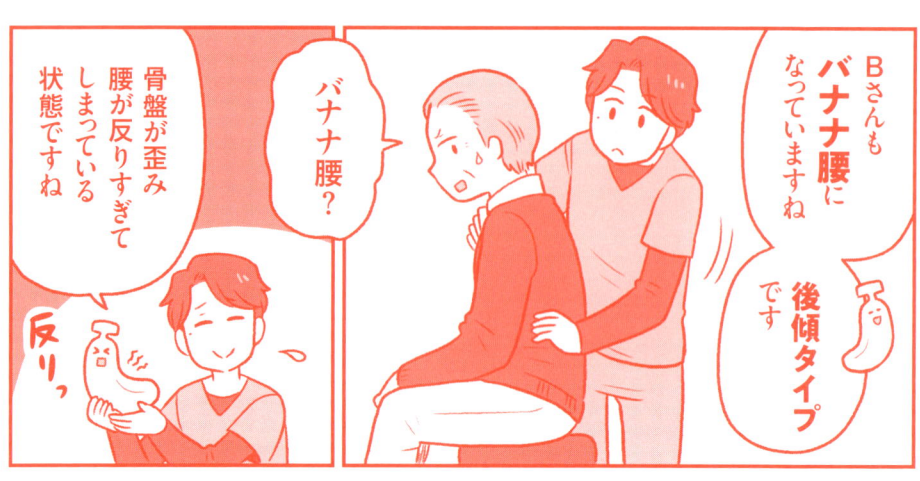

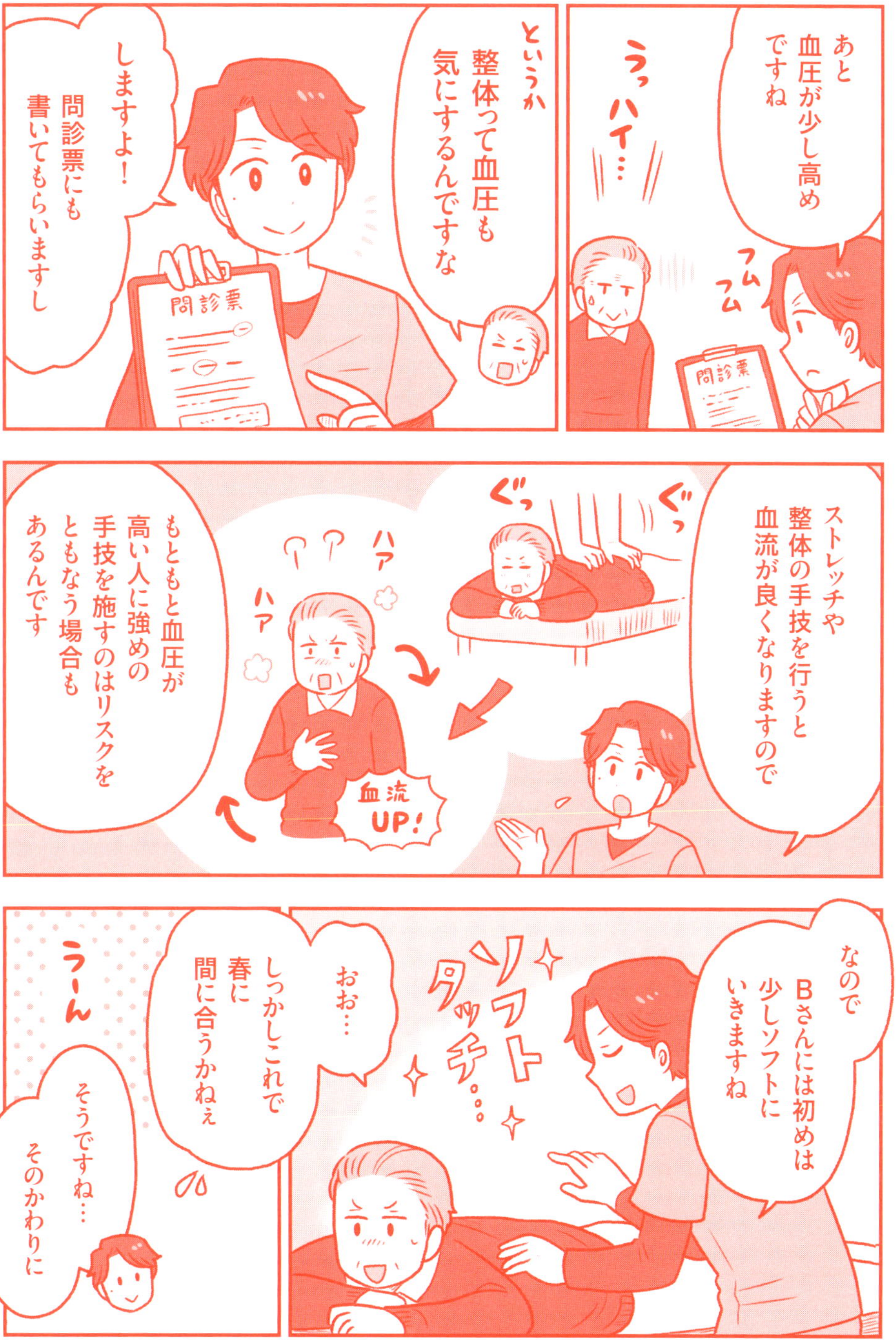
あと血圧が少し高めですね
うっハイ…
フムフム
問診票
というか整体って血圧も気にするんですな
しますよ！
問診票にも書いてもらいますし
問診票
ストレッチや整体の手技を行うと血流が良くなりますので
ぐっ
ぐっ
ハァ
ハァ
血流UP！
もともと血圧が高い人に強めの手技を施すのはリスクをともなう場合もあるんです
なのでBさんには初めは少しソフトにいきますね
ソフトタッチ。。。
おお…
しっかしこれで春に間に合うかねぇ
うーん
そうですね…そのかわりに

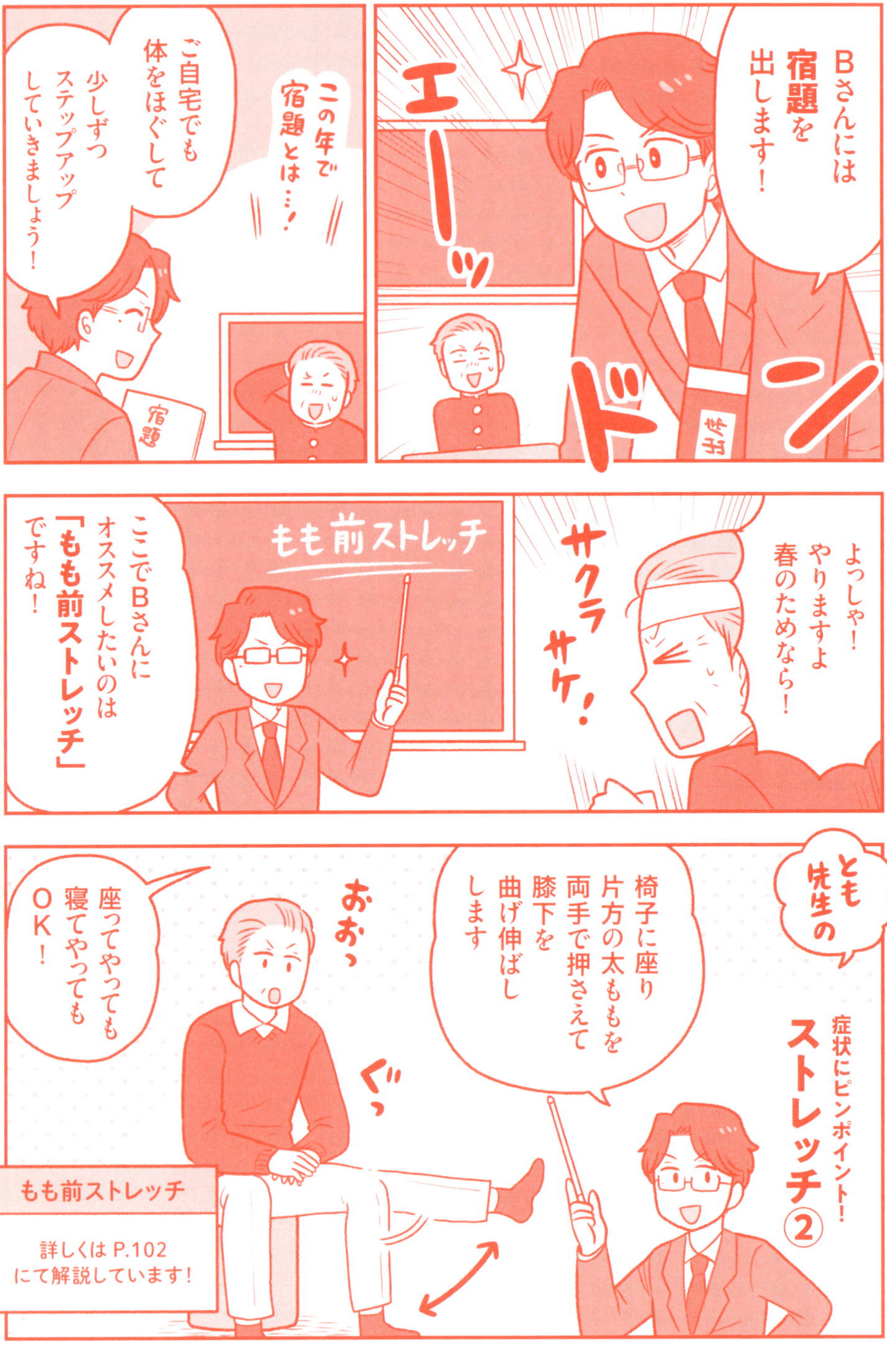
Bさんには宿題を出します！
エーーッ
ドーン
この年で宿題とは…！
ご自宅でも体をほぐして少しずつステップアップしていきましょう！
宿題
よっしゃ！やりますよ春のためなら！
サクラサケ！
もも前ストレッチ
ここでBさんにオススメしたいのは「もも前ストレッチ」ですね！
とも先生の
症状にピンポイント！
ストレッチ②
椅子に座り片方の太ももを両手で押さえて膝下を曲げ伸ばしします
おおっ
ぐっ
座ってやっても寝てやってもOK！
もも前ストレッチ
詳しくは P.102 にて解説しています！

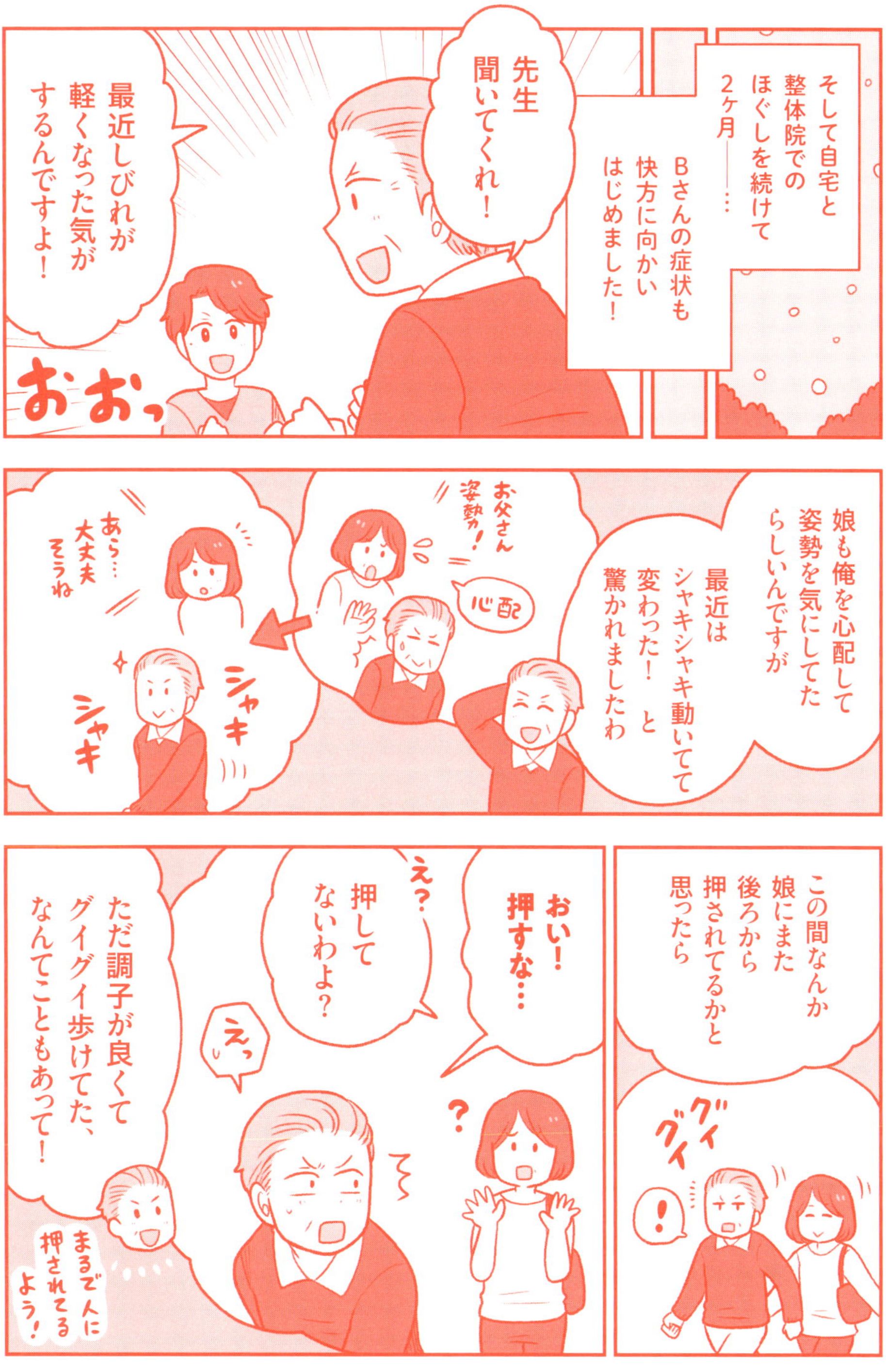
そして自宅と整体院でのほぐしを続けて2ヶ月――…
Bさんの症状も快方に向かいはじめました！
先生聞いてくれ！
最近しびれが軽くなった気がするんですよ！
おおっ
娘も俺を心配して姿勢を気にしてたらしいんですが
最近はシャキシャキ動いてて変わった！と驚かれましたわ
お父さん姿勢！
心配
あら…大丈夫そうね
シャキ
シャキ
この間なんか娘にまた後ろから押されてるかと思ったら
グイグイ
！
おい！押すな…
え？押してないわよ？
？
えっ
ただ調子が良くてグイグイ歩けてた、なんてこともあって！
まるで人に押されてるよう！

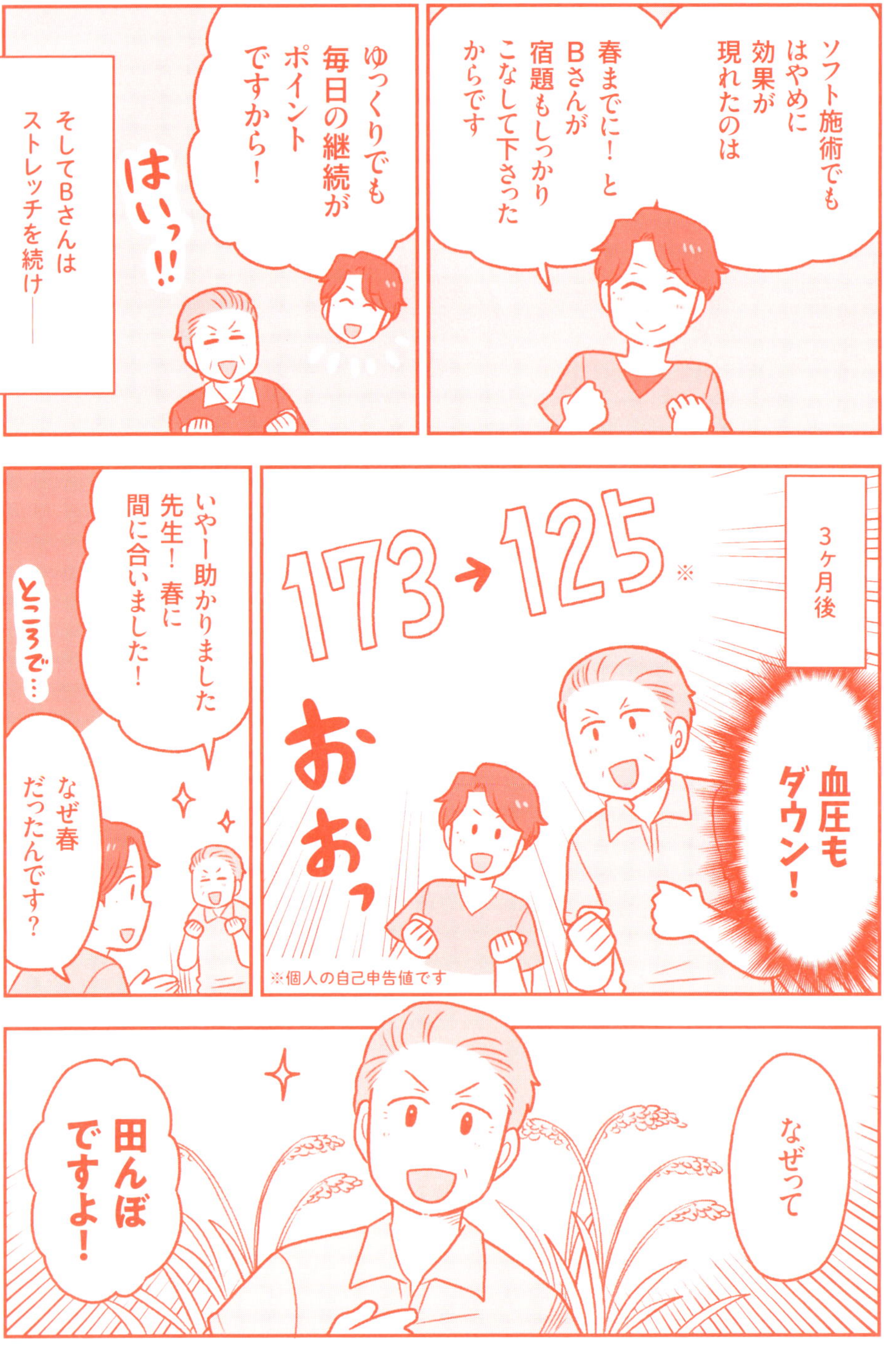
ソフト施術でもはやめに効果が現れたのは
春までに！とBさんが宿題もしっかりこなして下さったからです
ゆっくりでも毎日の継続がポイントですから！
はいっ!!
そしてBさんはストレッチを続け――
3ヶ月後
173→125※
血圧もダウン！
おおっ
※個人の自己申告値です
いやー助かりました先生！春に間に合いました！
ところで…
なぜ春だったんです？
なぜって
田んぼですよ！

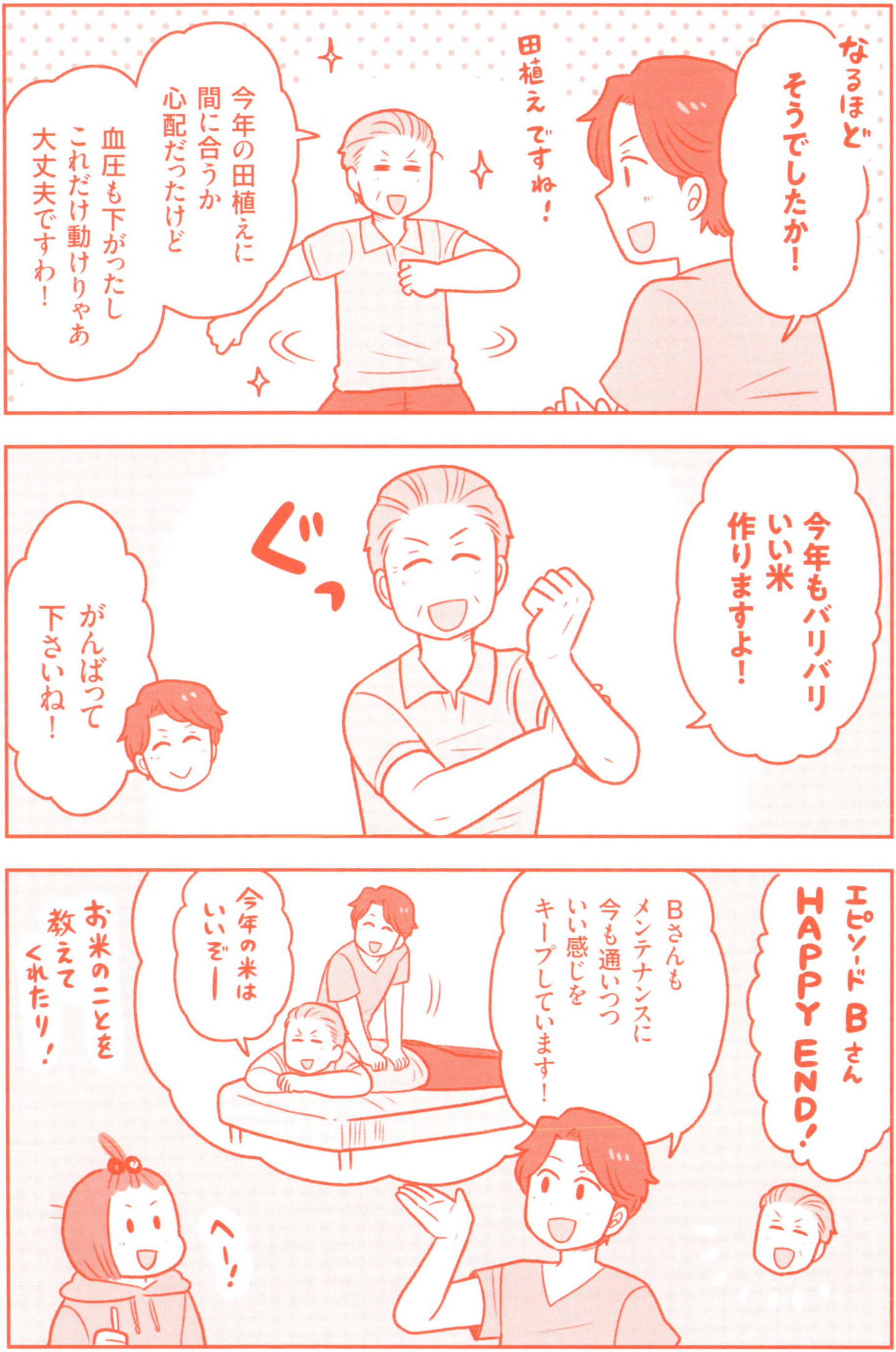
なるほど そうでしたか！
田植え ですね！
今年の田植えに間に合うか心配だったけど 血圧も下がったしこれだけ動けりゃあ大丈夫ですわ！
今年もバリバリいい米作りますよ！
ぐっ
がんばって下さいね！
エピソードBさん HAPPY END！
Bさんもメンテナンスに今も通いつついい感じをキープしています！
今年の米はいいぞー
お米のことを教えてくれたり！
へー！

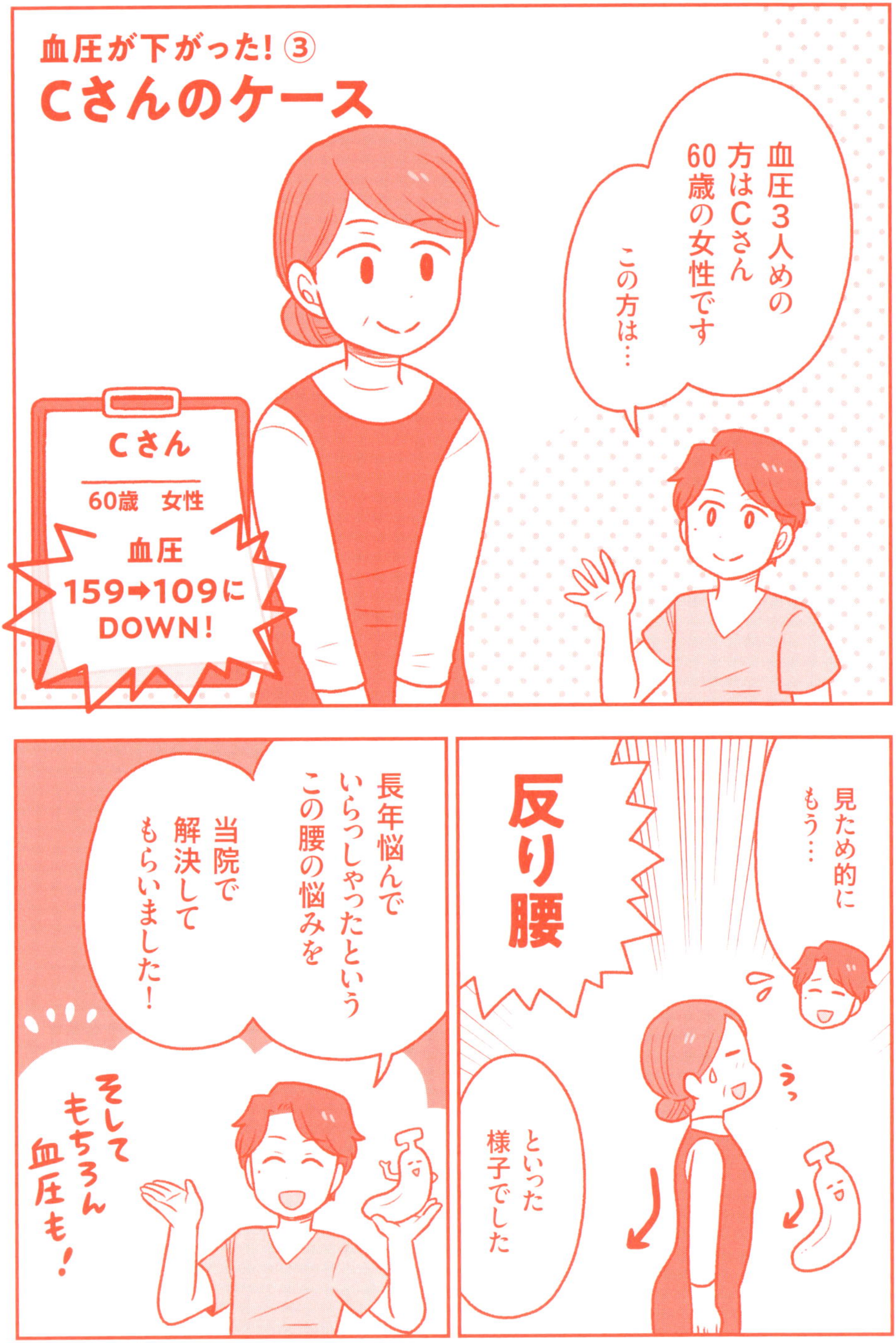
血圧が下がった！③
Cさんのケース
血圧３人めの方はＣさん60歳の女性です
この方は…
Cさん
60歳　女性
血圧
159➡109に
DOWN！
見ため的にもう…
反り腰
うっ
といった様子でした
長年悩んでいらっしゃったというこの腰の悩みを
当院で解決してもらいました！
そしてもちろん血圧も！

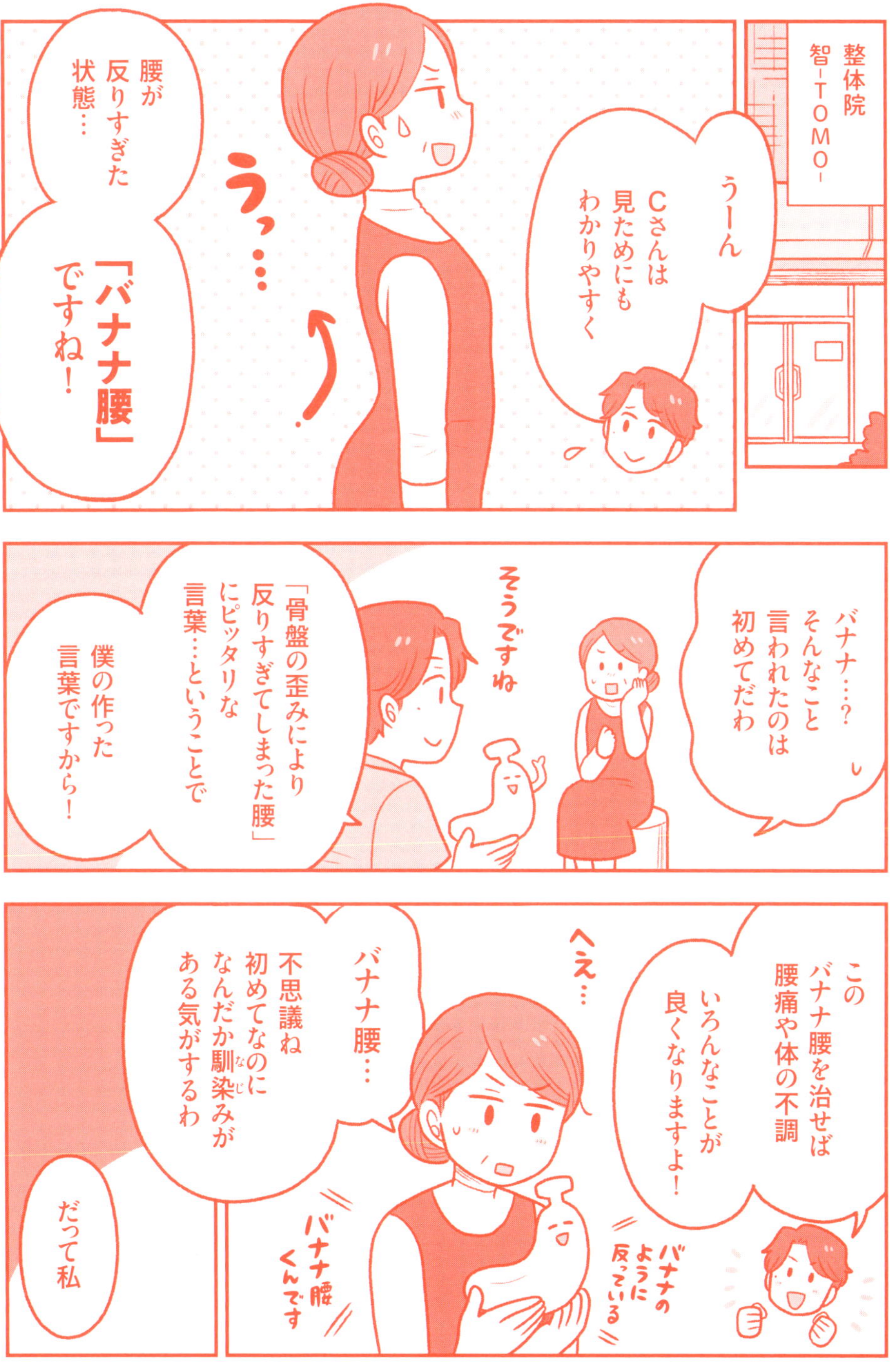
整体院
智-TOMO-
うーん
Cさんは
見ためにも
わかりやすく
うっ…
腰が
反りすぎた
状態…
「バナナ腰」
ですね！
バナナ…？
そんなこと
言われたのは
初めてだわ
そうですね
「骨盤の歪みにより
反りすぎてしまった腰」
にピッタリな
言葉…ということで
僕の作った
言葉ですから！
この
バナナ腰を治せば
腰痛や体の不調
いろんなことが
良くなりますよ！
バナナのように反っている
バナナ腰くんです
へえ…
バナナ腰…
不思議ね
初めてなのに
なんだか馴《なじ》染みが
ある気がするわ
だって私

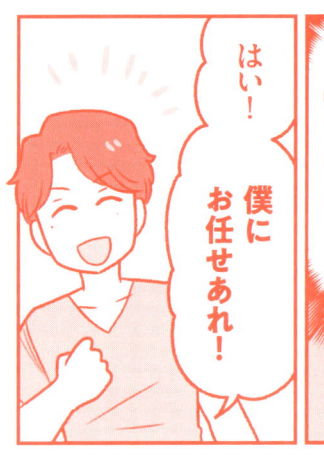

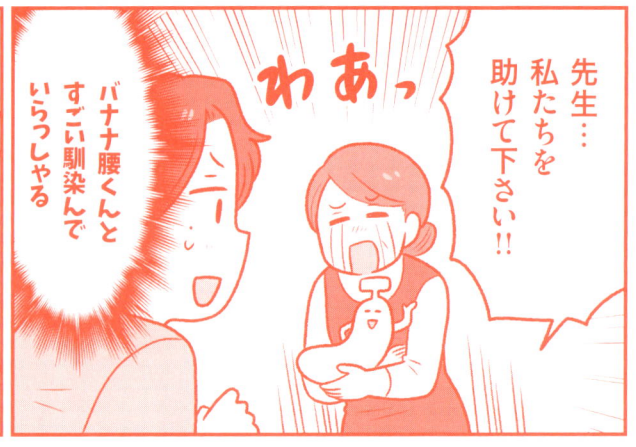

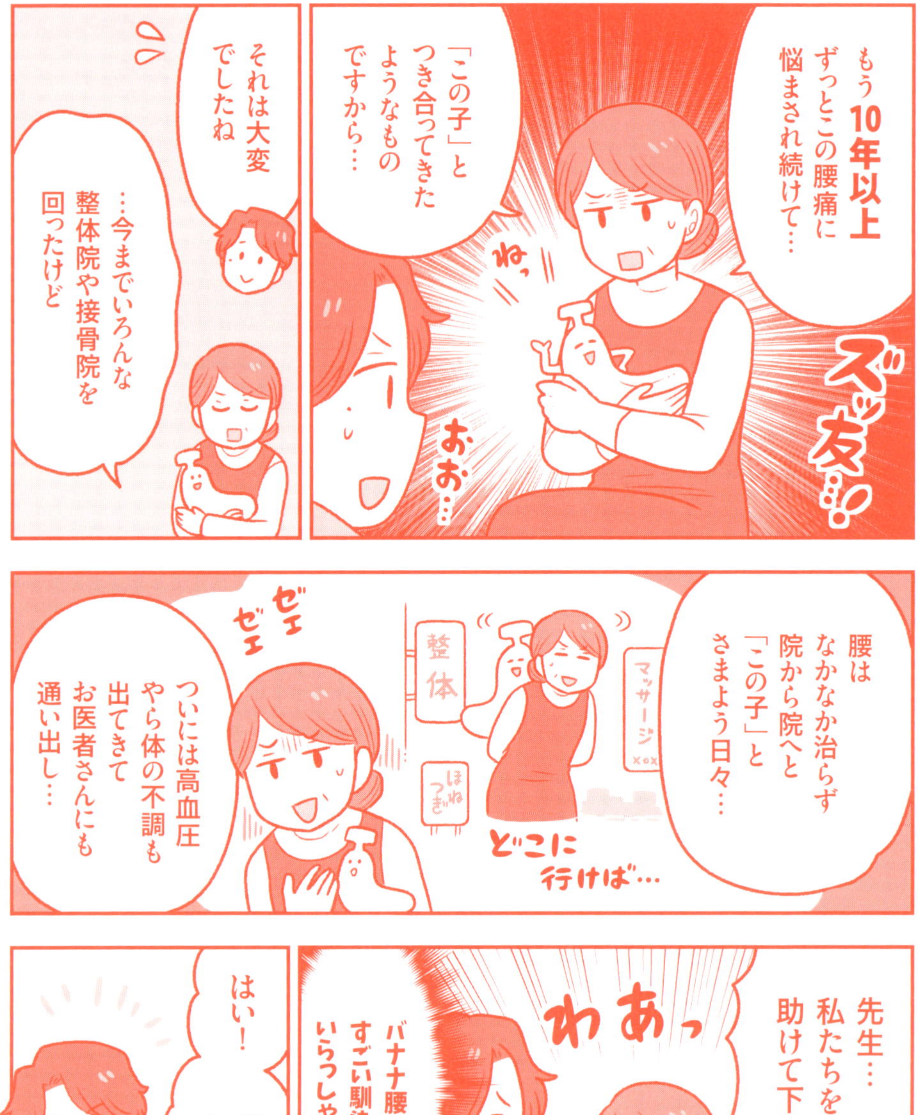
もう10年以上ずっとこの腰痛に悩まされ続けて…
「この子」とつき合ってきたようなものですから…
ズッ友…!!
ねっ
おお…
それは大変でしたね
…今までいろんな整体院や接骨院を回ったけど
腰はなかなか治らず院から院へと「この子」とさまよう日々…
整体
マッサージ
ほねつぎ
どこに行けば…
ゼェ ゼェ
ついには高血圧やら体の不調も出てきてお医者さんにも通い出し…
先生…私たちを助けて下さい!!
わあっ
バナナ腰くんとすごい馴染んでいらっしゃる
はい!
僕にお任せあれ!

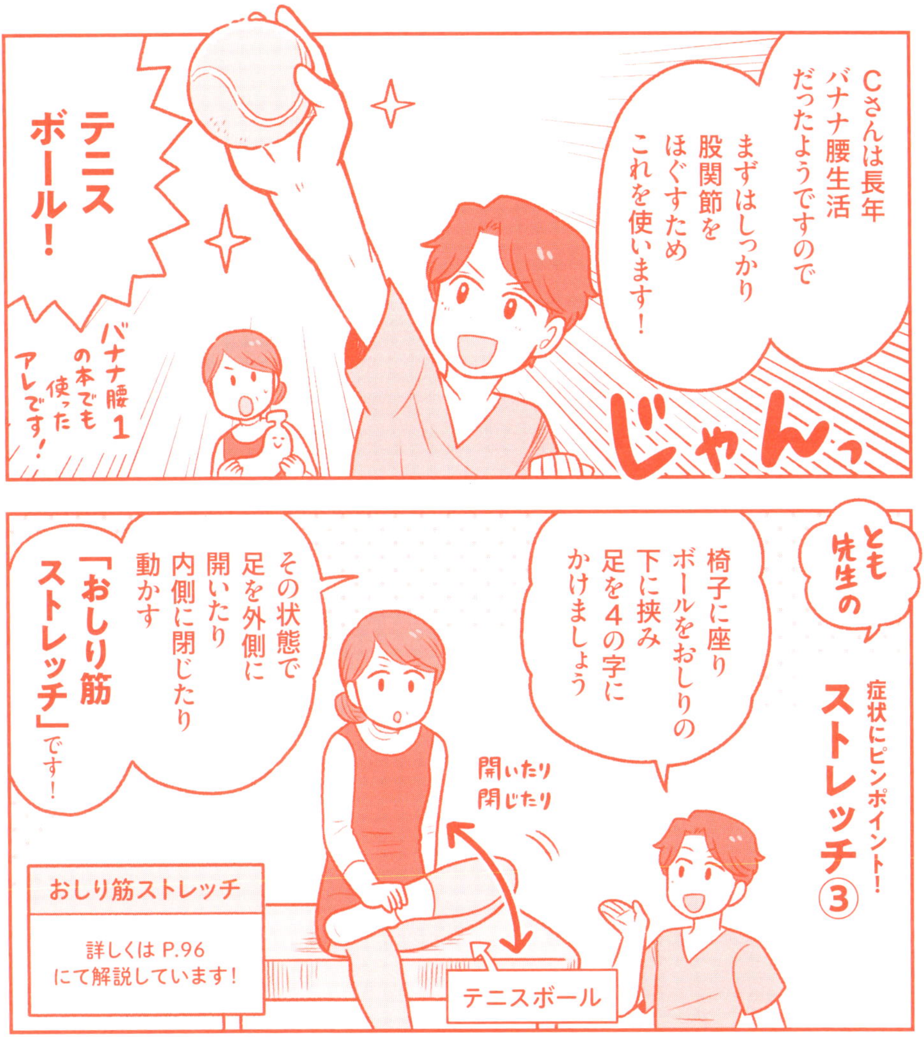
Cさんは長年
バナナ腰生活
だったようですので
まずはしっかり
股関節を
ほぐすため
これを使います！
じゃんっ
テニスボール！
バナナ腰1の本でも使ったアレです！
とも先生の
症状にピンポイント！
ストレッチ③
椅子に座り
ボールをおしりの
下に挟み
足を4の字に
かけましょう
開いたり
閉じたり
その状態で
足を外側に
開いたり
内側に閉じたり
動かす
「おしり筋ストレッチ」です！
テニスボール
おしり筋ストレッチ
詳しくは P.96
にて解説しています！
う～…
痛
気持ちいい
感じ…
そう！
ストレッチは
痛すぎず弱すぎず
痛気持ちいいくらいが
ちょうどいい
ですよ！

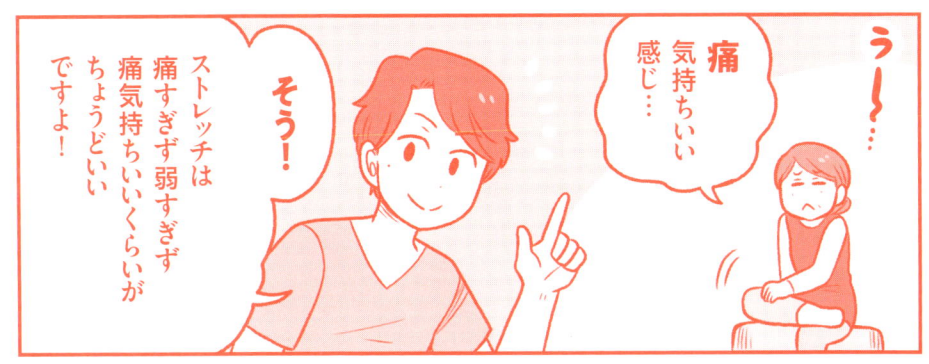

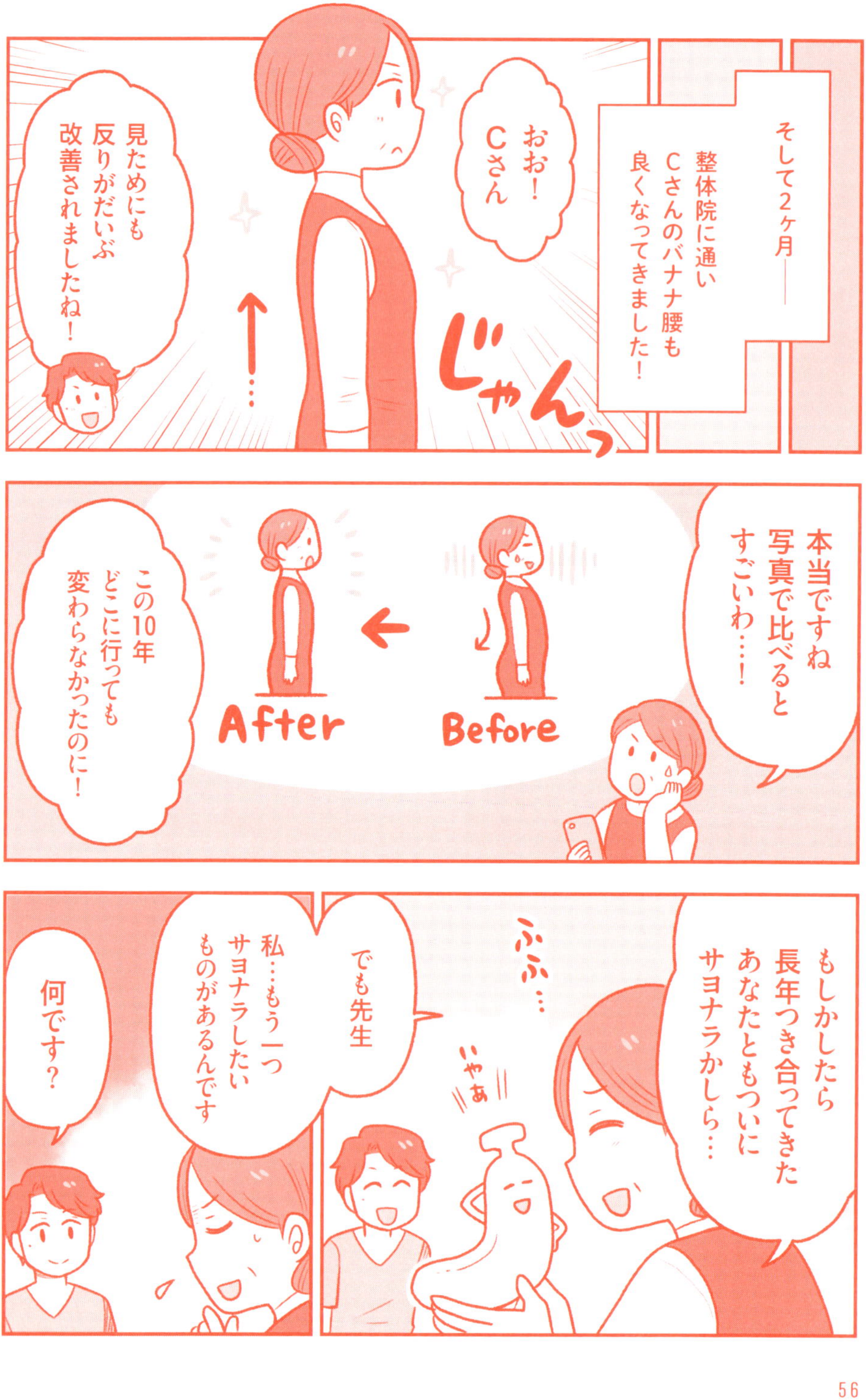

そして2ヶ月――
整体院に通い
Cさんのバナナ腰も
良くなってきました！
おお！
Cさん
じゃんっ
見ためにも
反りがだいぶ
改善されましたね！
本当ですね
写真で比べると
すごいわ…！
Before
After
この10年
どこに行っても
変わらなかったのに！
もしかしたら
長年つき合ってきた
あなたともついに
サヨナラかしら…
ふふ…
いやぁ
でも先生
私…もう一つ
サヨナラしたい
ものがあるんです
何です？

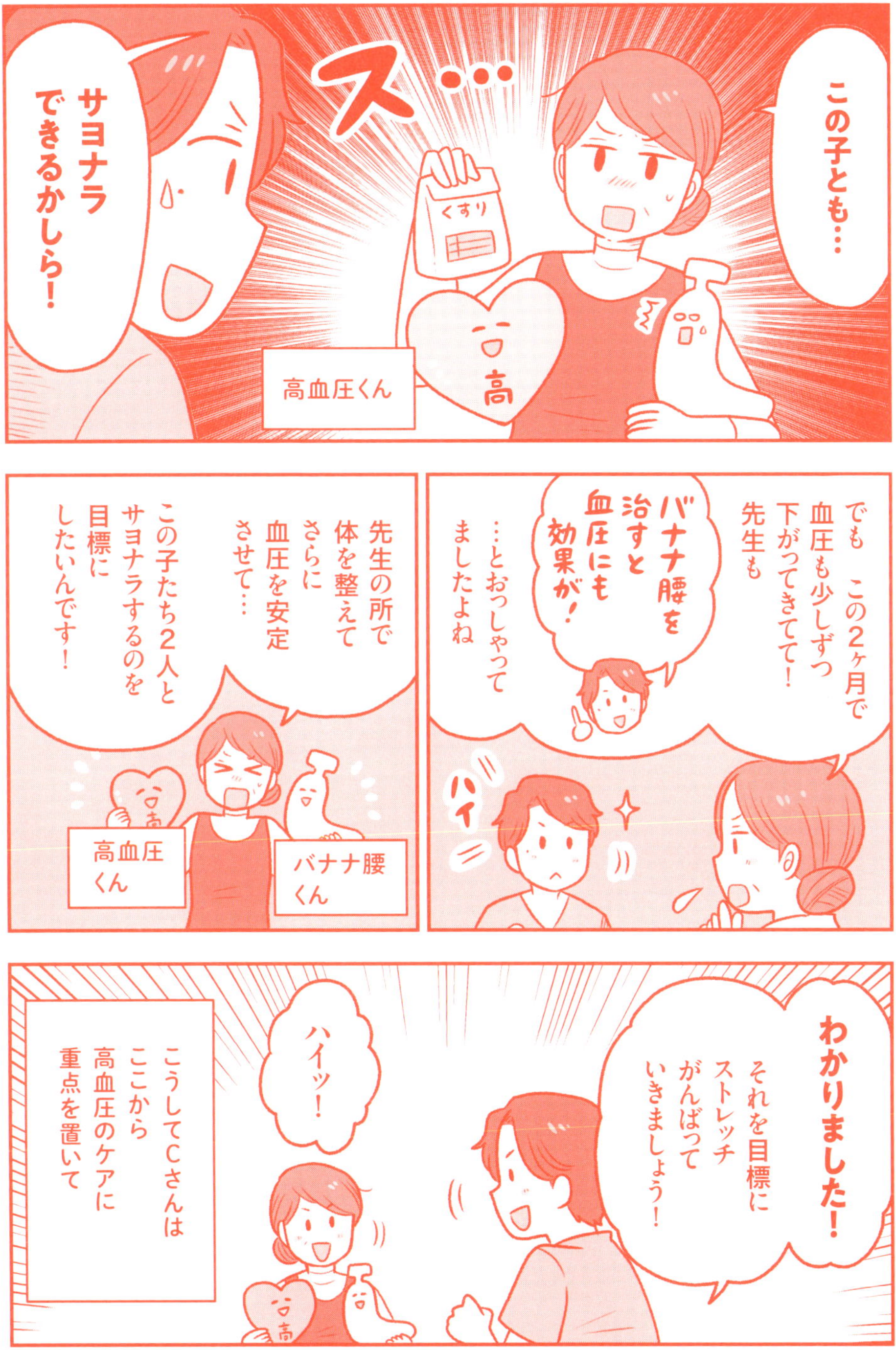
この子とも…
ス…
サヨナラできるかしら！
くすり
高血圧くん
高
でも この2ヶ月で血圧も少しずつ下がってきてて！先生も
バナナ腰を治すと血圧にも効果が！
…とおっしゃってましたよね
ハイ
先生の所で体を整えてさらに血圧を安定させて…
この子たち2人とサヨナラするのを目標にしたいんです！
高血圧くん
バナナ腰くん
わかりました！
それを目標にストレッチがんばっていきましょう！
ハイッ！
こうしてCさんはここから高血圧のケアに重点を置いて

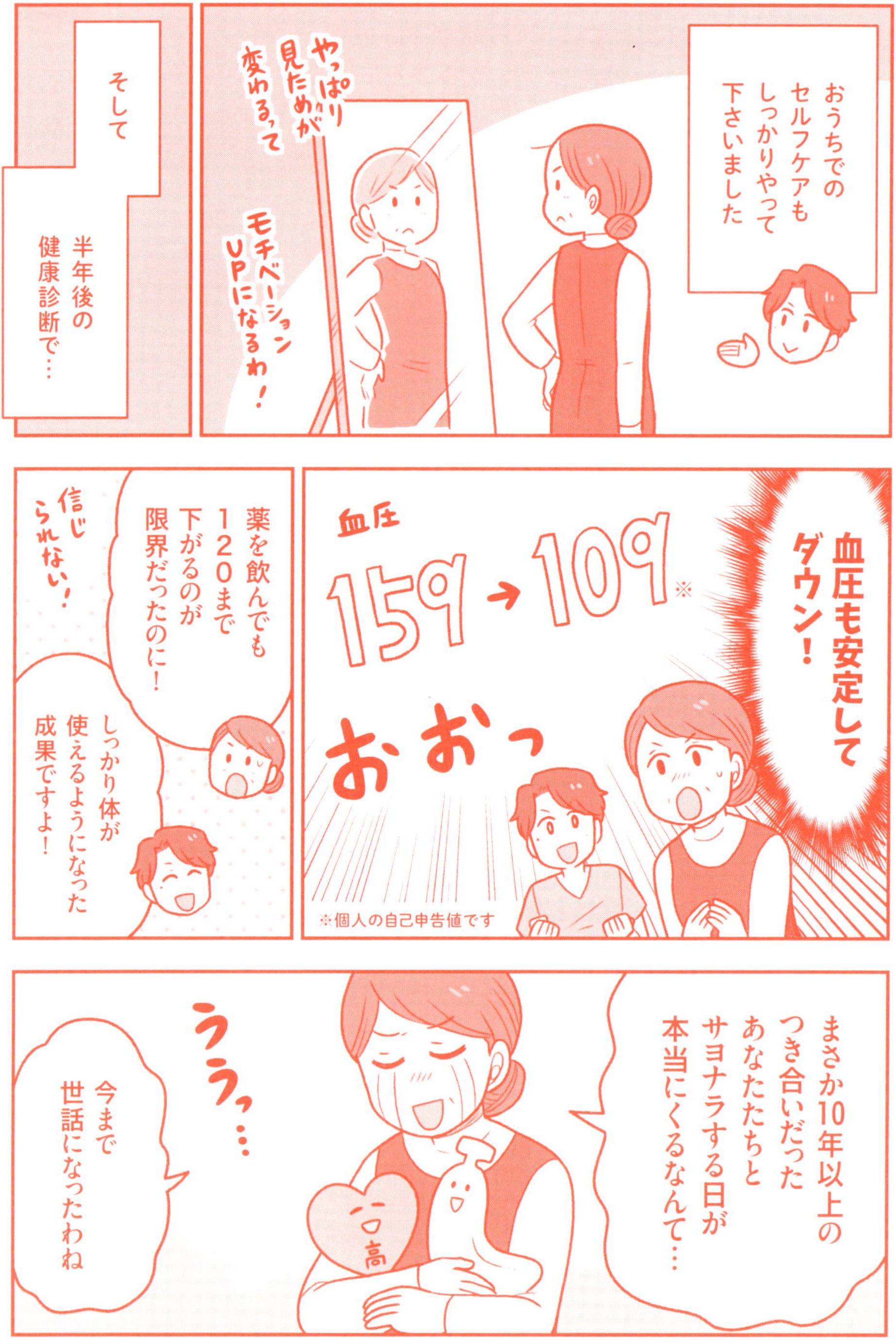
おうちでのセルフケアもしっかりやって下さいました
やっぱり見ためが変わるって
モチベーションUPになるわ！
そして
半年後の健康診断で…
血圧も安定してダウン！
血圧
159→109※
おおっ
※個人の自己申告値です
薬を飲んでも120まで下がるのが限界だったのに！
信じられない！
しっかり体が使えるようになった成果ですよ！
まさか10年以上のつき合いだったあなたたちとサヨナラする日が本当にくるなんて…
ううっ…
今まで世話になったわね
高

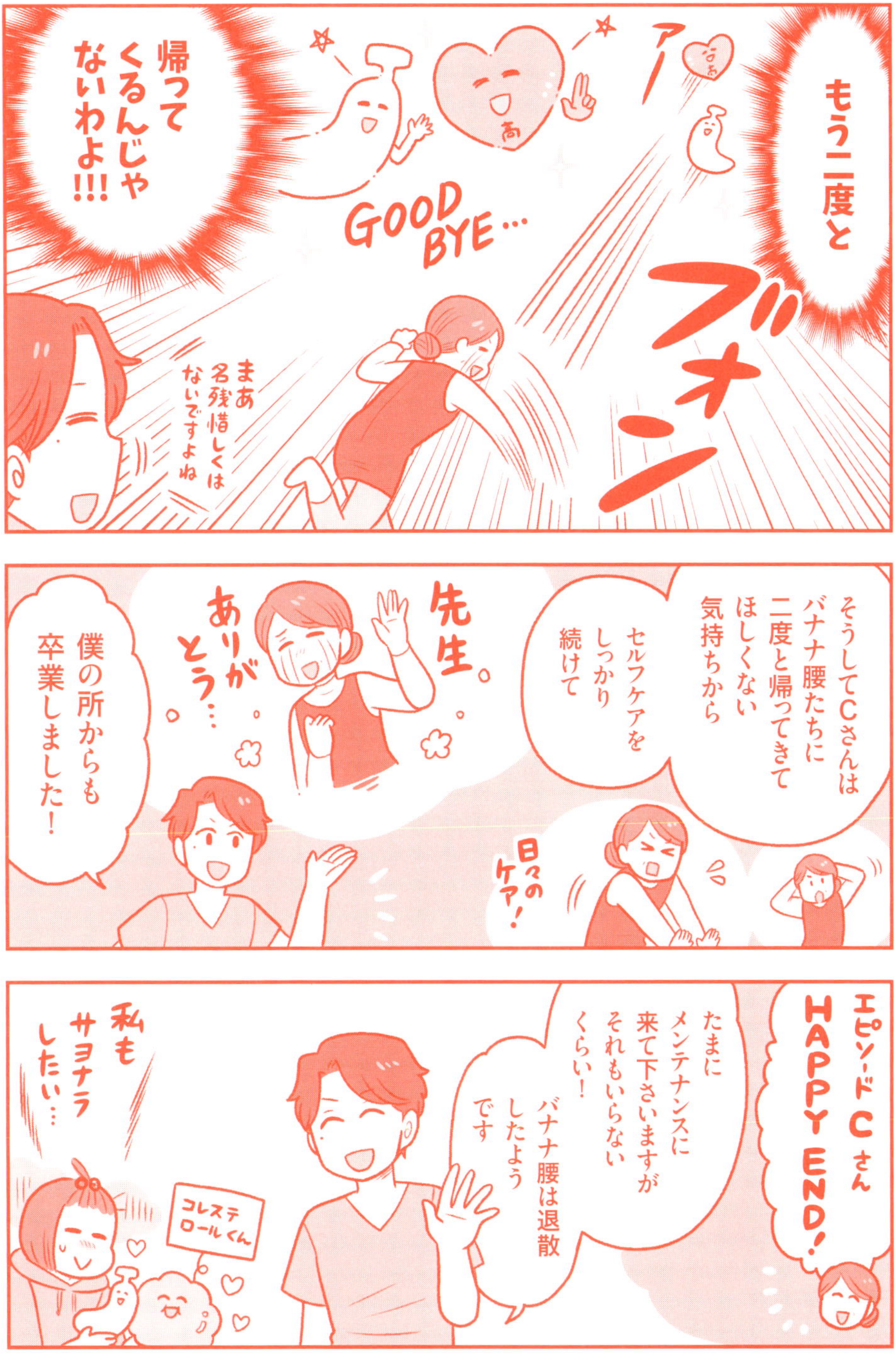

もう二度と
ブオン
アー
GOOD BYE…
帰ってくるんじゃないわよ!!!
まあ名残惜しくはないですよね
そうしてCさんはバナナ腰たちに二度と帰ってきてほしくない気持ちから
セルフケアをしっかり続けて
日々のケア！
先生。ありがとう…
僕の所からも卒業しました！
エピソードCさんHAPPY END!
たまにメンテナンスに来て下さいますがそれもいらないくらい！
バナナ腰は退散したようです
私もサヨナラしたい…
コレステロールくん

とも先生の！ ストレスにも効く！ ワンポイントケア

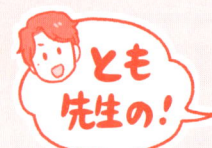

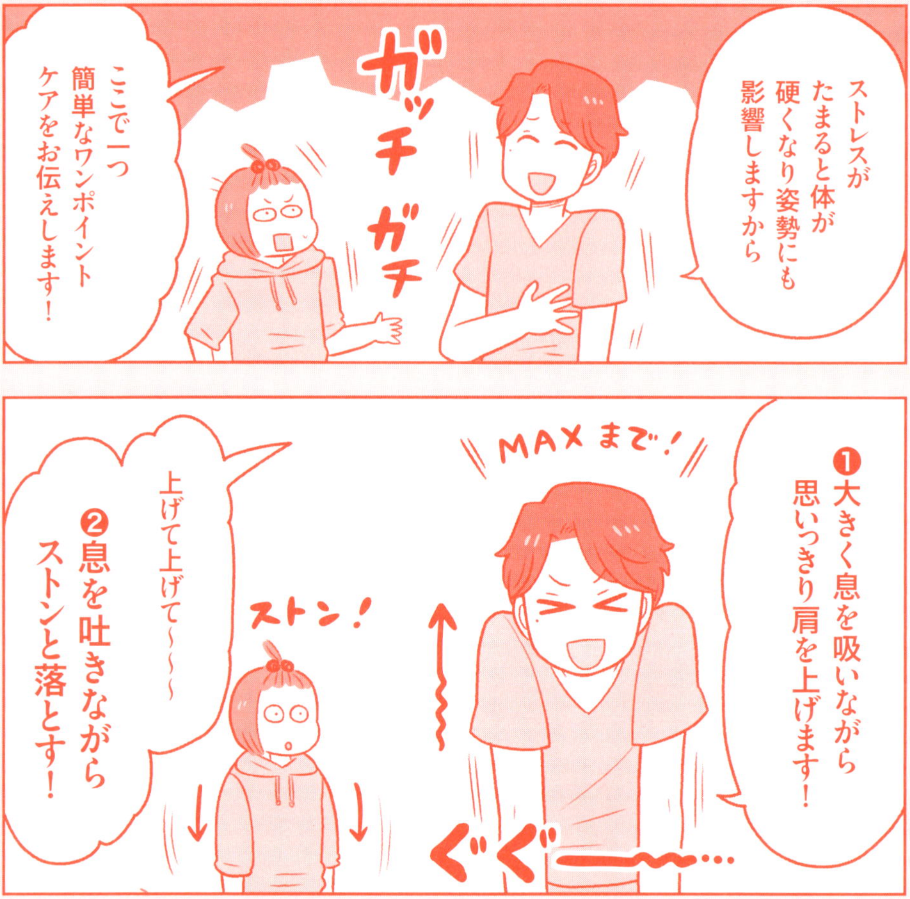
ストレスがたまると体が硬くなり姿勢にも影響しますから
ガッチガチ
ここで一つ簡単なワンポイントケアをお伝えします！
❶大きく息を吸いながら思いっきり肩を上げます！
MAXまで！
ぐぐ――〜〜…
上げて上げて〜〜〜
❷息を吐きながらストンと落とす！
ストン！
これで一番力が抜けた状態になれます！
ホワワ…
作業などが続くと気付かないうちに肩って上がってしまうので…時々やってみて下さい！

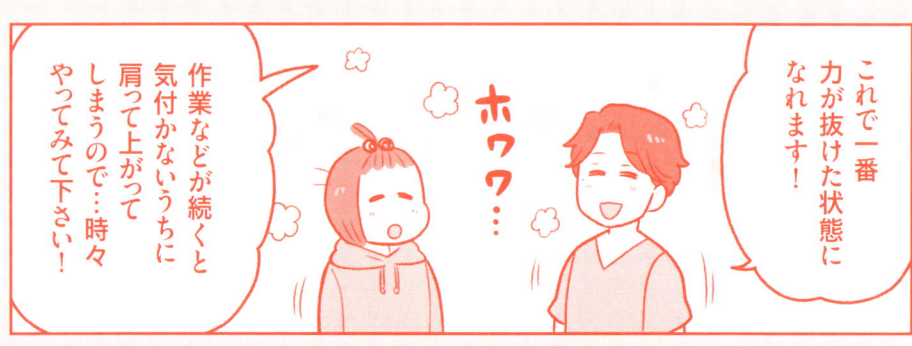

第3章

「バナナ腰を治したらコレステロール値が下がった！」人たち

実例編

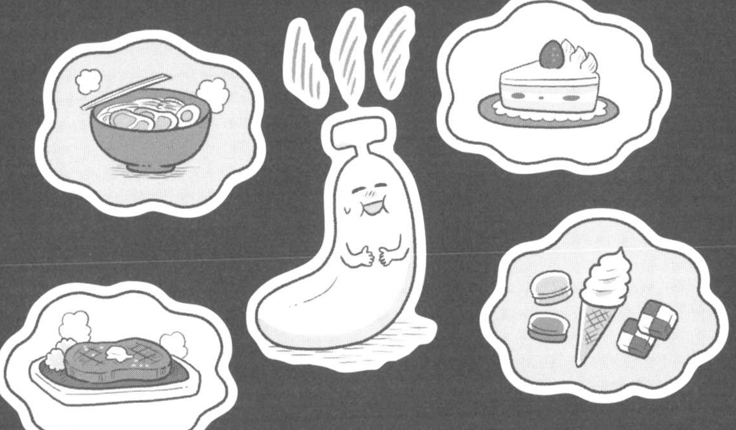

あなたも予備軍かも？
バナナ腰でコレステロール値が高くなるのは、こんな人！

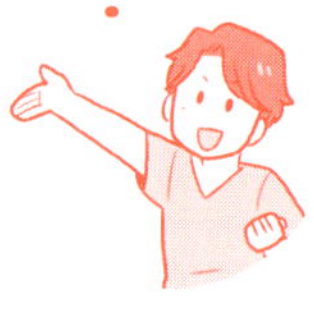

さて。血圧編のまんが、いかがでしたか？　ストレッチで改善できる効果について、実感していただけたのではないでしょうか。

そしてここからは、コレステロール値のお話に移っていきましょう。コレステロール値（ＬＤＬ）は１４０を超えると治療が必要とされていますが、僕の整体院に来院される患者様で、「バナナ腰かつコレステロール値が高い人」は、血圧編で紹介した乱れた生活習慣（34ページ参照）にプラスして、

- **早食い、大食い傾向**
- **甘いもの好き**
- **食べることでストレスを解消している**

…など、少々乱れた食習慣が影響しているケースが散見されます。というと、「やっぱり、食べるのをがまんしなければいけないんだろうな……」と考えてしまう人は多くいることでしょう。でも！　これも、どうぞ安心してください。

なぜかというと、じつは僕も、大の甘いもの好きなんです！　それをがまんしすぎるとイライラの原因にもなりますし、結果、血圧も上がってしまう。それならば、ストレッチ習慣で姿勢（骨盤）を整え、筋肉を正しく動かしてバランスを取れば、プラマイゼロになるわけで、食べたいものを食べる楽しみをがまんする必要もなくなるんですよね。

ストイックに完璧主義になろうとしても、それは長くは続きませんし、結果もついてきません。長い目で見ていくこと。そして、自分の人生もしっかり愉しむこと。「それが本当の意味での健康寿命では？」と、僕自身は思っています。

そして、次ページから出てくるまんがの登場人物たちも、みんな食べることが大好きな人たちばかりです。そんな彼らがどのようにしてコレステロール値を下げていったのか？　そのプロセスを一緒に見ていきましょう！

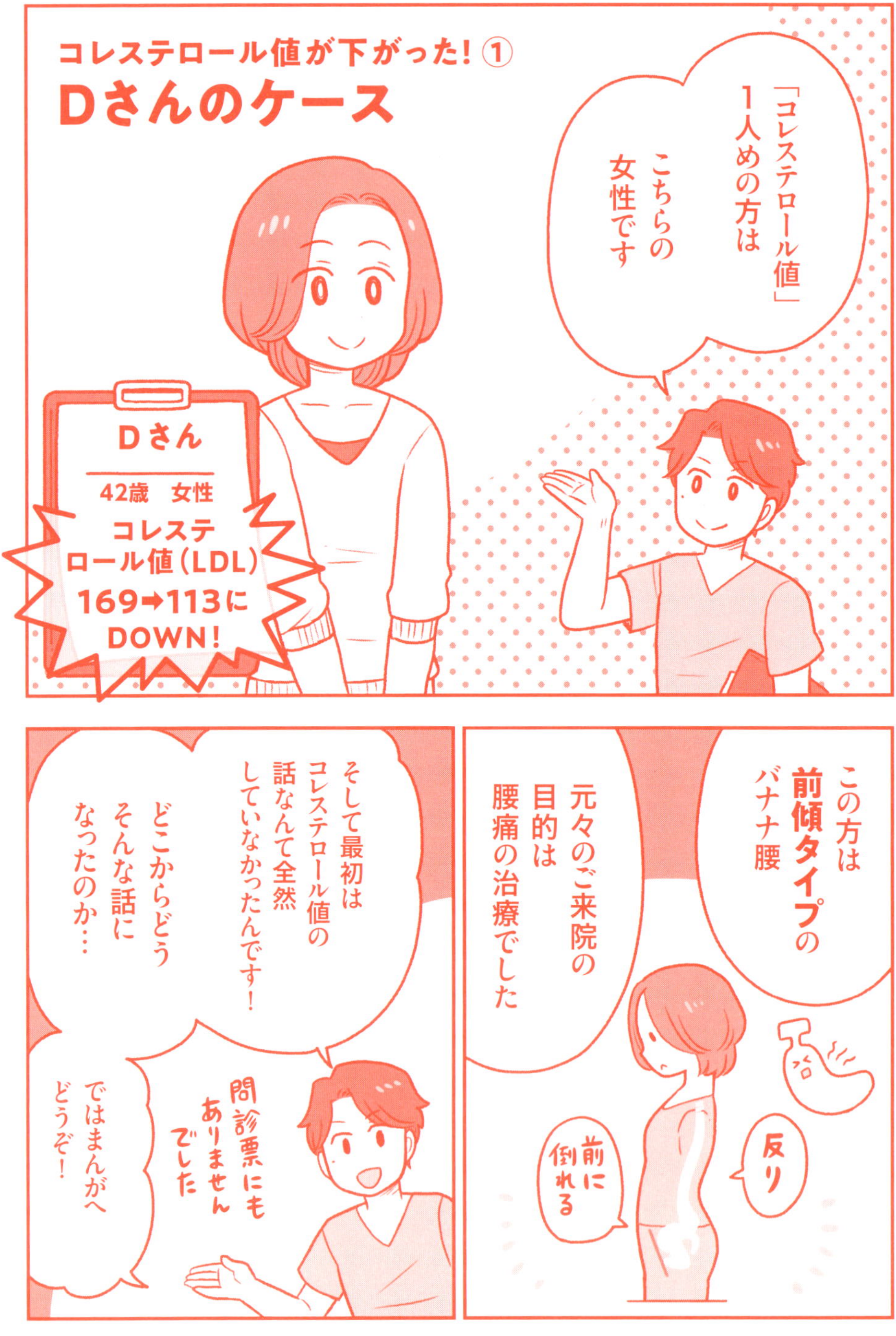
コレステロール値が下がった！①
Dさんのケース
「コレステロール値」1人めの方はこちらの女性です
Dさん
42歳　女性
コレステロール値（LDL）169➡113にDOWN！
この方は前傾タイプのバナナ腰
元々のご来院の目的は腰痛の治療でした
反り
前に倒れる
そして最初はコレステロール値の話なんて全然していなかったんです！
どこからどうそんな話になったのか…
問診票にもありませんでした
ではまんがへどうぞ！

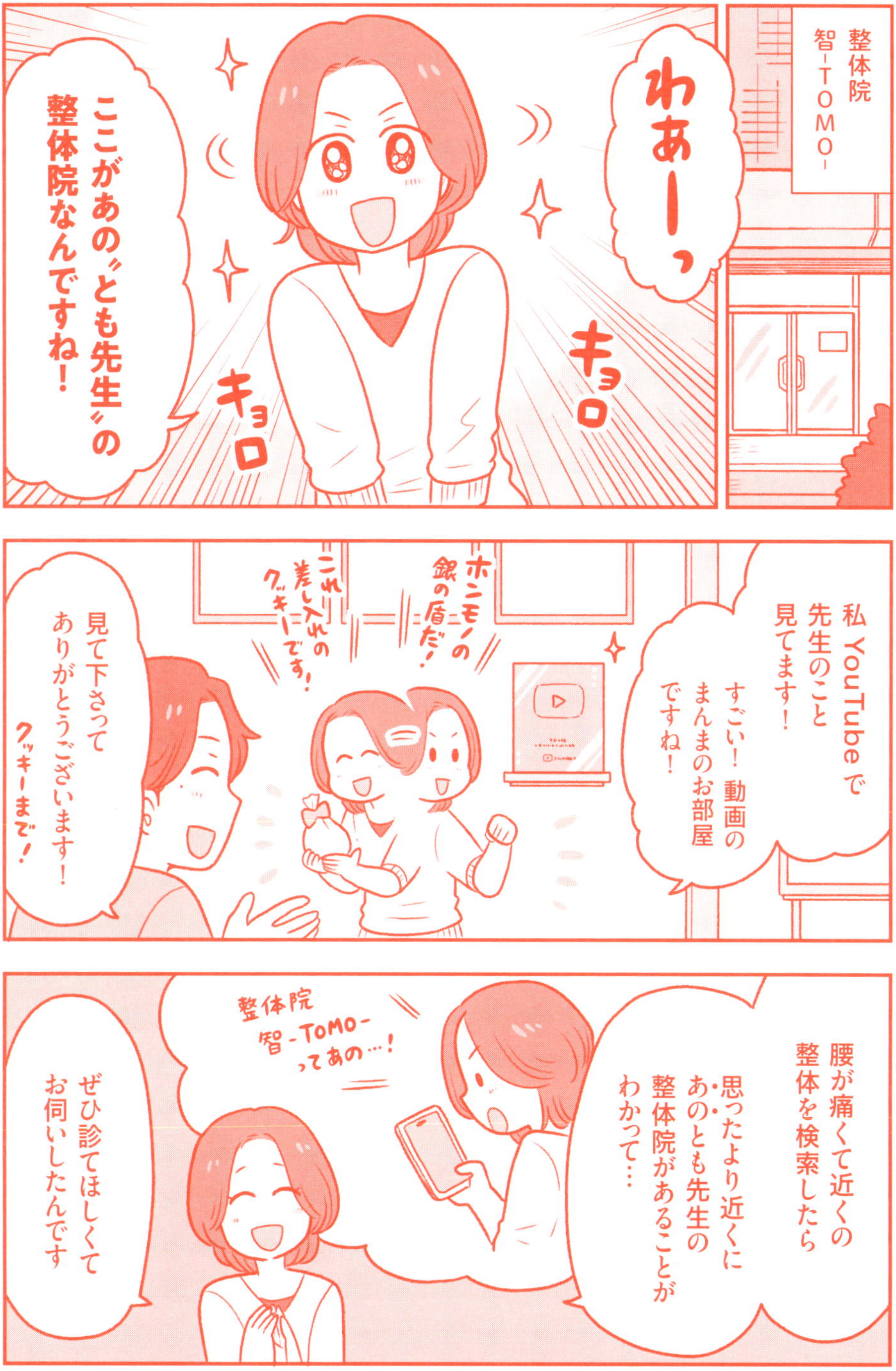
整体院 智-TOMO-
わあーっ
キョロ
キョロ
ここがあの〃とも先生〃の整体院なんですね！
私 YouTubeで先生のこと見てます！
すごい！動画のまんまのお部屋ですね！
ホンモノの銀の盾だ！
これ差し入れのクッキーです！
見て下さってありがとうございます！
クッキーまで！
腰が痛くて近くの整体を検索したら
思ったより近くにあのとも先生の整体院があることがわかって…
整体院 智-TOMO-ってあの…！
ぜひ診てほしくてお伺いしたんです

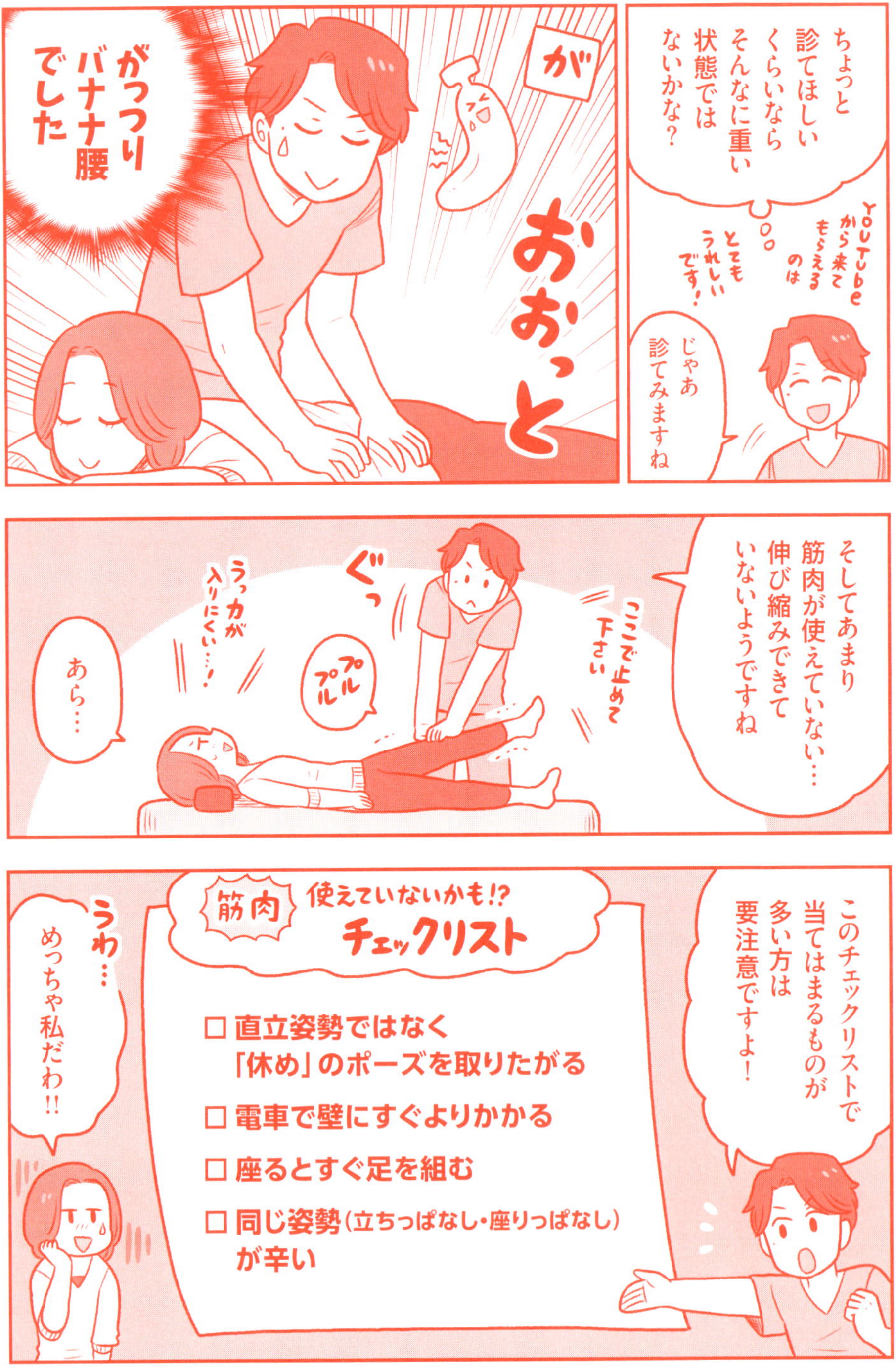
ちょっと診てほしいくらいならそんなに重い状態ではないかな？
YouTubeから来てもらえるのはとてもうれしいです！
じゃあ診てみますね
が
おおっと
がっつりバナナ腰でした
そしてあまり筋肉が使えていない…伸び縮みできていないようですね
ここで止めて下さい
ぐっ
プルプル
うっ力が入りにくい…！
あら…
このチェックリストで当てはまるものが多い方は要注意ですよ！
筋肉 使えていないかも!? チェックリスト
□ 直立姿勢ではなく「休め」のポーズを取りたがる
□ 電車で壁にすぐよりかかる
□ 座るとすぐ足を組む
□ 同じ姿勢（立ちっぱなし・座りっぱなし）が辛い
うわ…めっちゃ私だわ!!

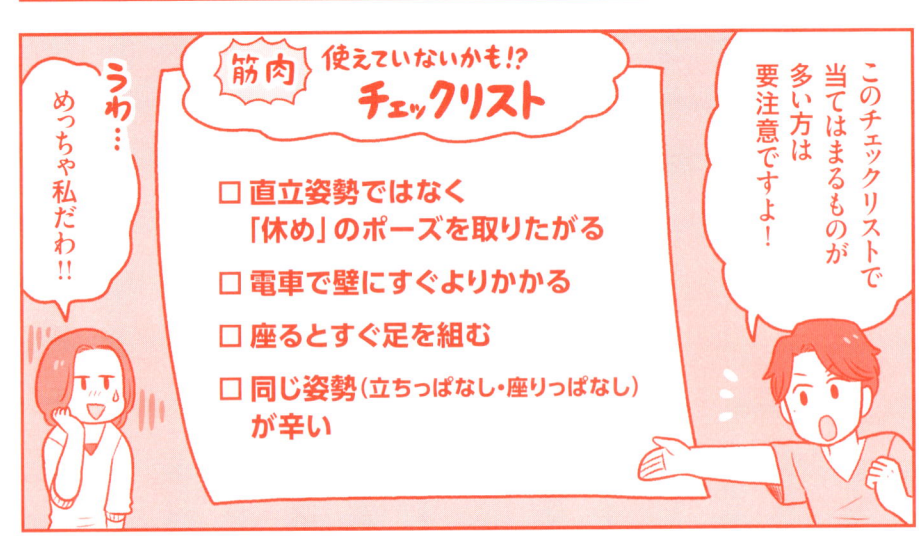

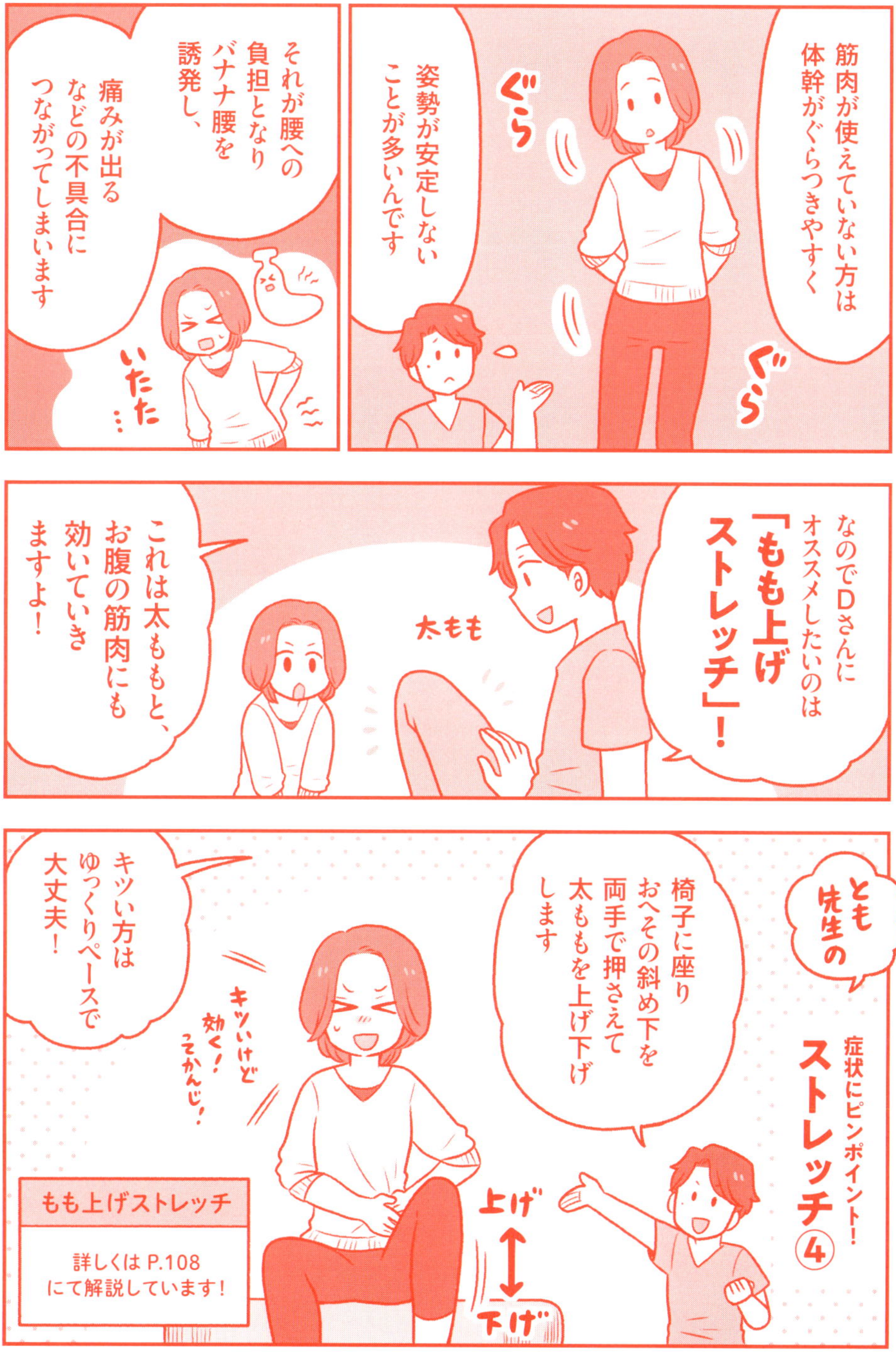
筋肉が使えていない方は体幹がぐらつきやすく
ぐら
ぐら
姿勢が安定しないことが多いんです
それが腰への負担となりバナナ腰を誘発し、
痛みが出るなどの不具合につながってしまいます
いたた…
なのでDさんにオススメしたいのは「もも上げストレッチ」！
太もも
これは太ももと、お腹の筋肉にも効いていきますよ！
とも先生の
症状にピンポイント！ストレッチ④
椅子に座りおへその斜め下を両手で押さえて太ももを上げ下げします
キツい方はゆっくりペースで大丈夫！
キツいけど効く！そかんじ！
上げ
下げ
もも上げストレッチ
詳しくはP.108にて解説しています！

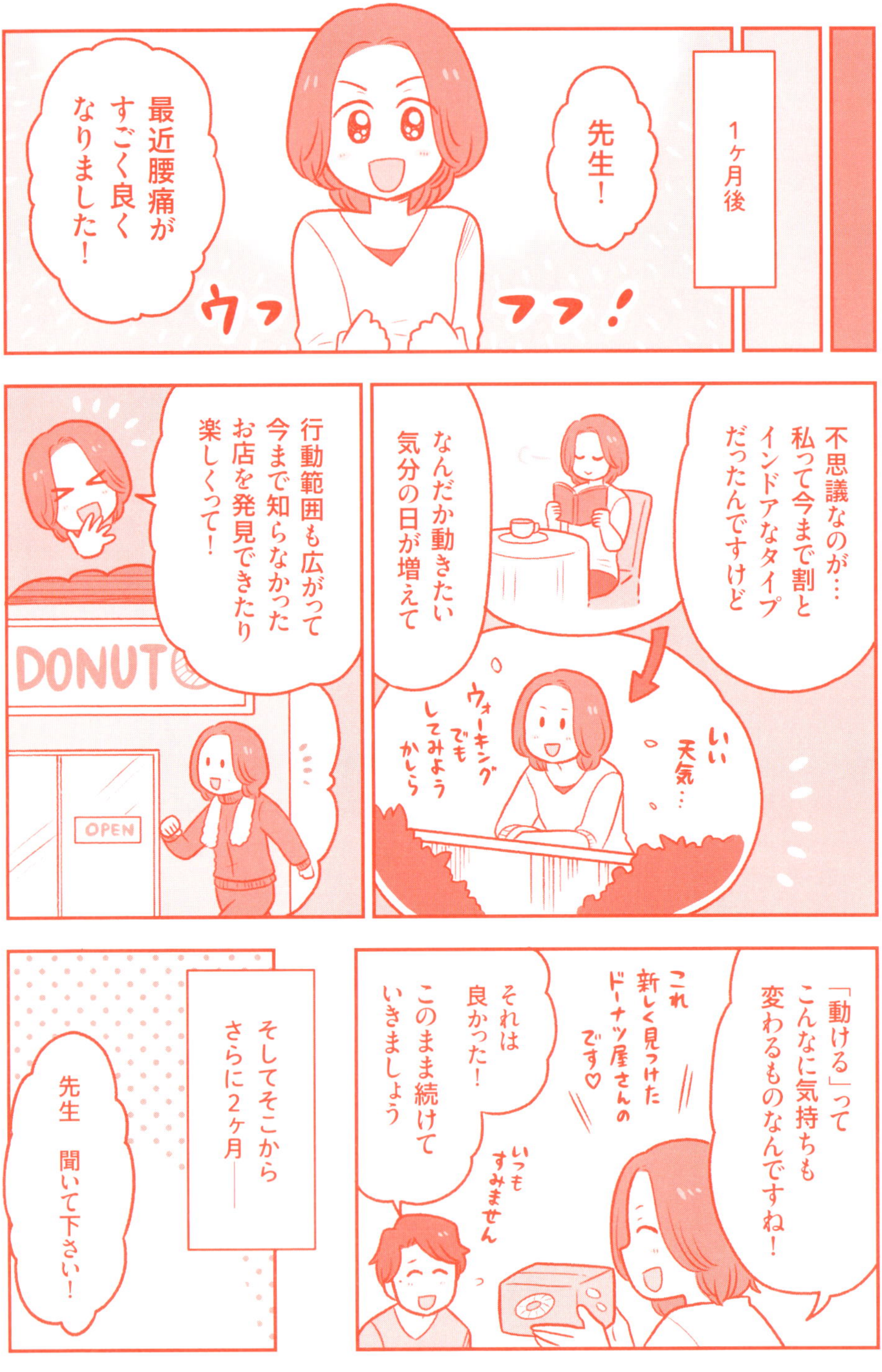
1ヶ月後
先生!
最近腰痛がすごく良くなりました!
ウフ フフ!
不思議なのが…私って今まで割とインドアなタイプだったんですけど
なんだか動きたい気分の日が増えて
いい天気…
ウォーキングでもしてみようかしら
行動範囲も広がって今まで知らなかったお店を発見できたり楽しくって!
DONUT
OPEN
「動ける」ってこんなに気持ちも変わるものなんですね!
これ新しく見つけたドーナツ屋さんのです♡
それは良かった!このまま続けていきましょう
いつもすみません
そしてそこからさらに2ヶ月——
先生 聞いて下さい!

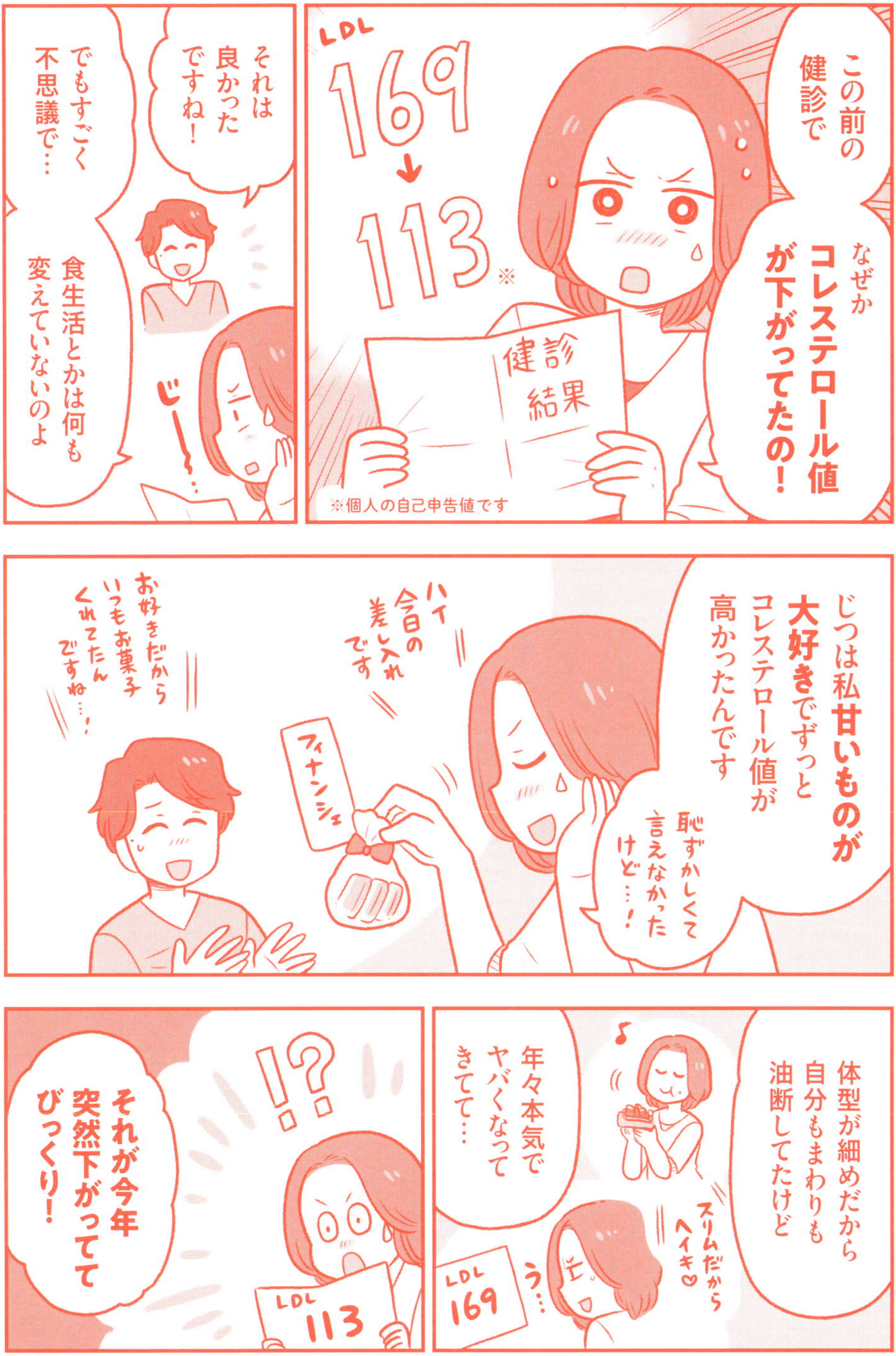
この前の健診で
なぜかコレステロール値が下がってたの！
LDL
169
113※
健診結果
※個人の自己申告値です
それは良かったですね！
でもすごく不思議で…
食生活とかは何も変えていないのよ
じーー…
じつは私甘いものが大好きでずっとコレステロール値が高かったんです
恥ずかしくて言えなかったけど…！
ハイ今日の差し入れです
フィナンシェ
お好きだからいつもお菓子くれてたんですね…！
体型が細めだから自分もまわりも油断してたけど
年々本気でヤバくなってきてて…
スリムだからヘイキ♡
LDL 169
う…
それが今年突然下がってててびっくり！
!?
LDL 113

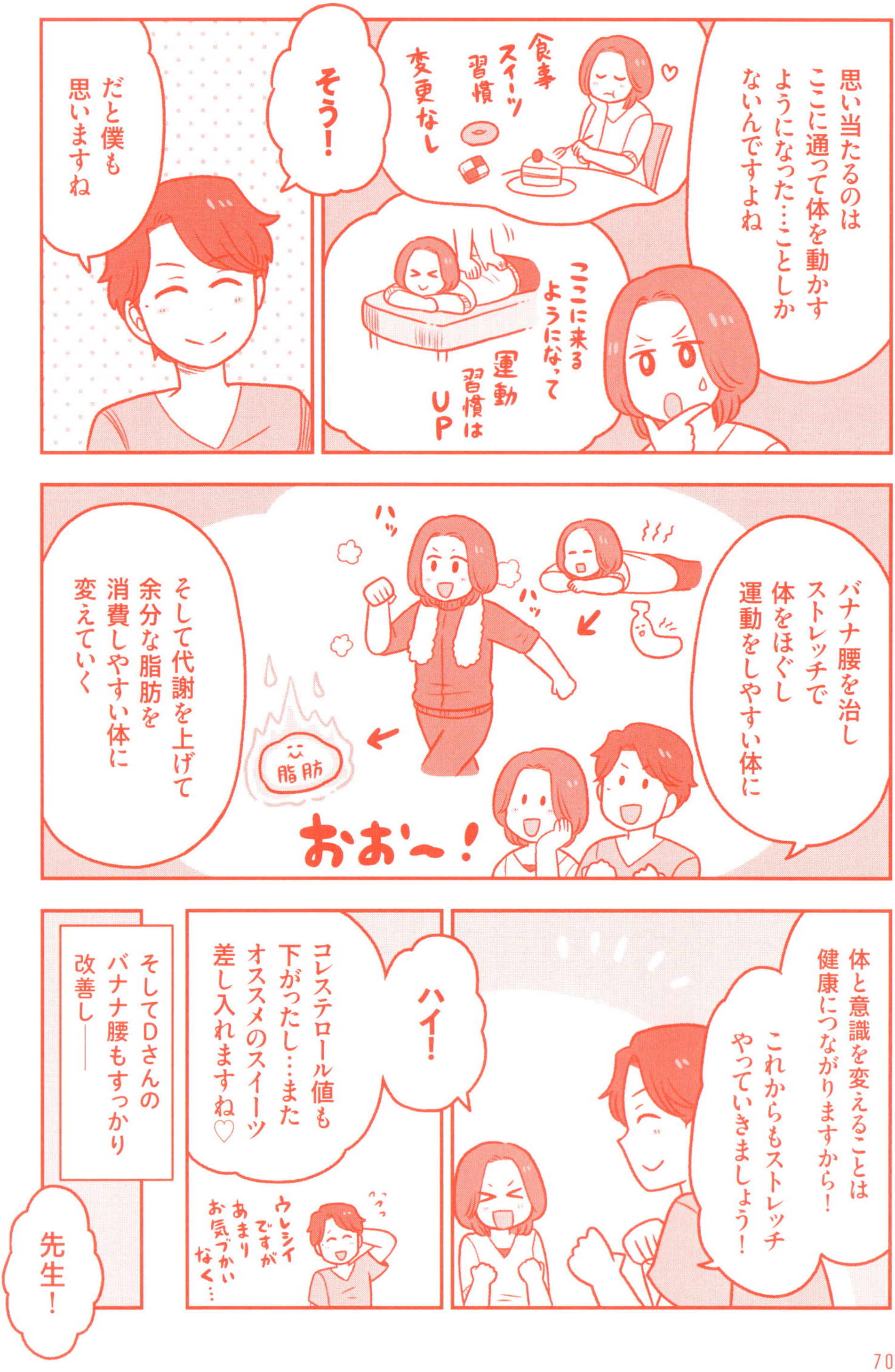
思い当たるのは
ここに通って体を動かす
ようになった…ことしか
ないんですよね
食事
スイーツ
習慣
変更なし
ここに来るようになって
運動習慣はUP
そう!
だと僕も
思いますね
バナナ腰を治し
ストレッチで
体をほぐし
運動をしやすい体に
ハッ
ハッ
脂肪
そして代謝を上げて
余分な脂肪を
消費しやすい体に
変えていく
おお〜!
体と意識を変えることは
健康につながりますから!
これからもストレッチ
やっていきましょう!
ハイ!
コレステロール値も
下がったし…また
オススメのスイーツ
差し入れますね♡
ウレシイですがあまりお気づかいなく…
そしてDさんの
バナナ腰もすっかり
改善し――
先生!

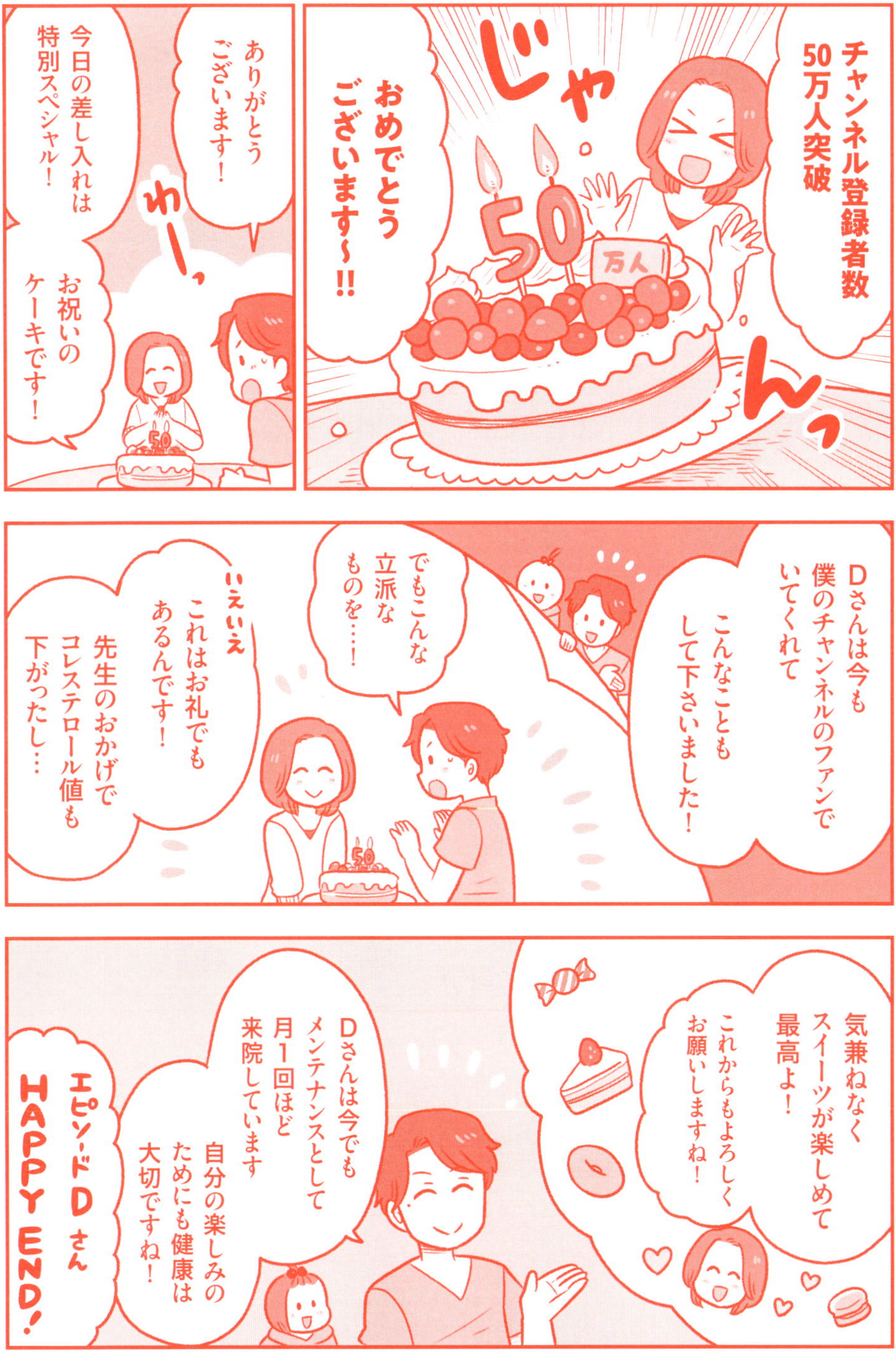
チャンネル登録者数
50万人突破
じゃ。
んっ
万人
50
おめでとう
ございます〜!!
ありがとう
ございます!
わー!っ
今日の差し入れは
特別スペシャル!
お祝いの
ケーキです!
Dさんは今も
僕のチャンネルのファンで
いてくれて
こんなことも
して下さいました!
でもこんな
立派な
ものを…!
いえいえ
これはお礼でも
あるんです!
先生のおかげで
コレステロール値も
下がったし…
気兼ねなく
スイーツが楽しめて
最高よ!
これからもよろしく
お願いしますね!
Dさんは今でも
メンテナンスとして
月1回ほど
来院しています
自分の楽しみの
ためにも健康は
大切ですね!
エピソードD さん
HAPPY END!

コレステロール値が下がった！②
Eさんのケース

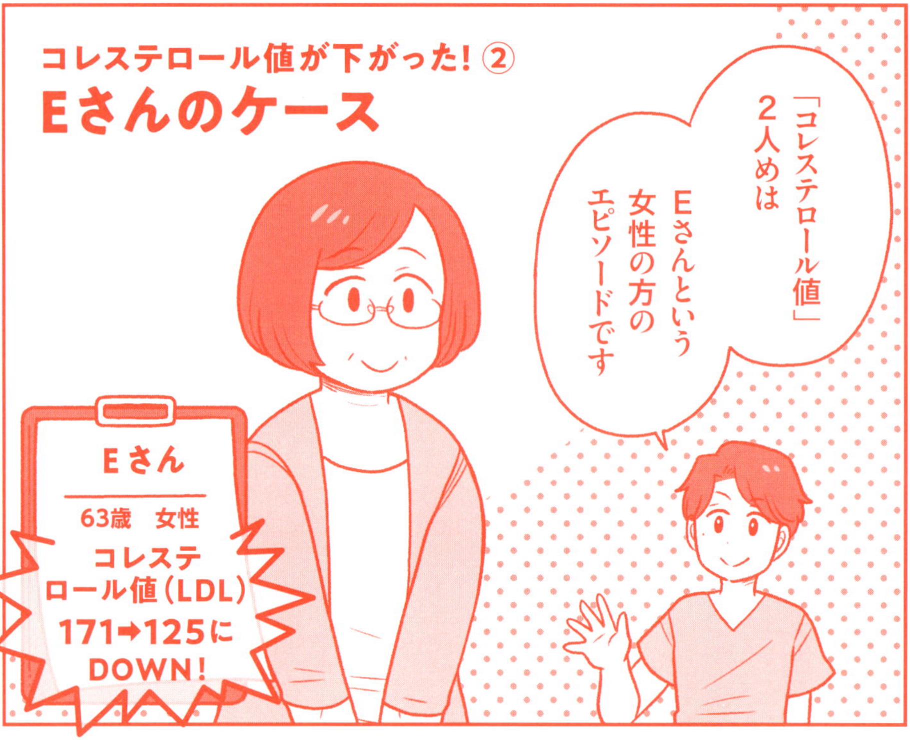
「コレステロール値」2人めはEさんという女性の方のエピソードです
Eさん
63歳　女性
コレステロール値（LDL）171➡125にDOWN！

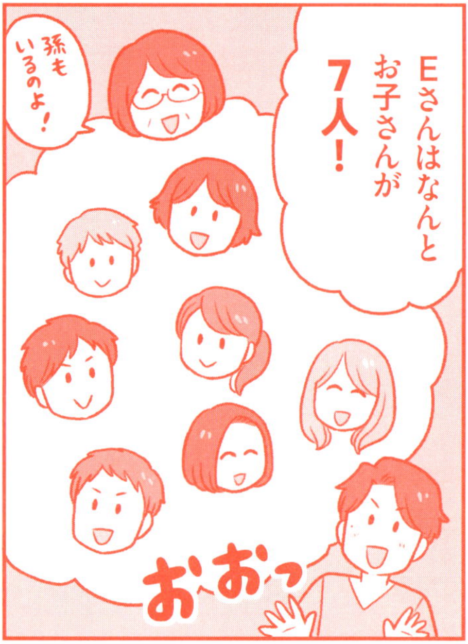
Eさんはなんとお子さんが7人！
孫もいるのよ！
おおっ

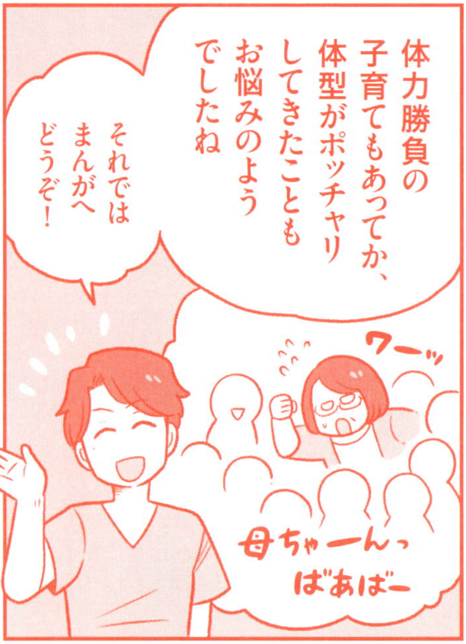
体力勝負の子育てもあってか、体型がポッチャリしてきたこともお悩みのようでしたね
それではまんがへどうぞ！
ワーッ
母ちゃーんっ
ばあばー

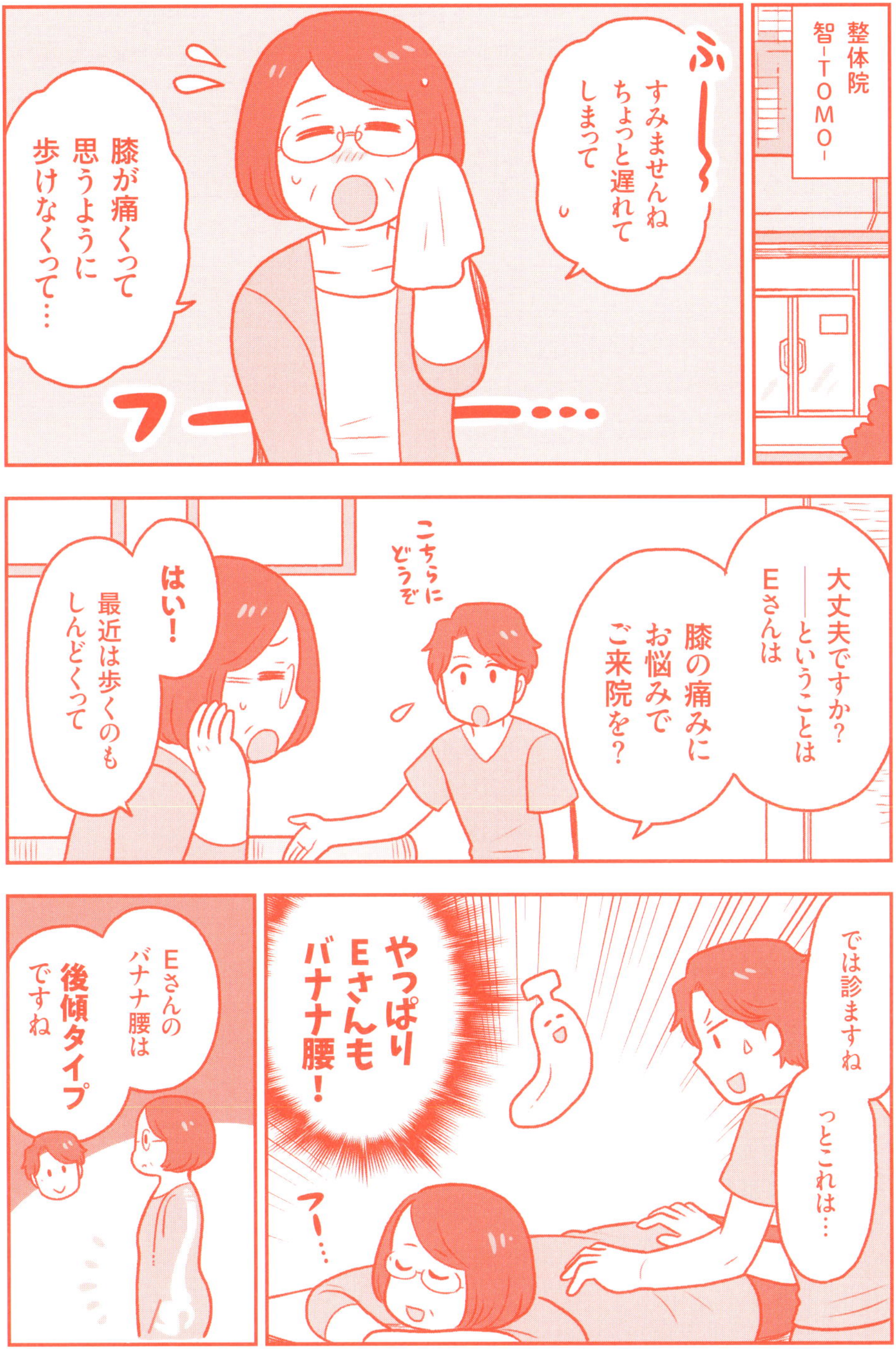

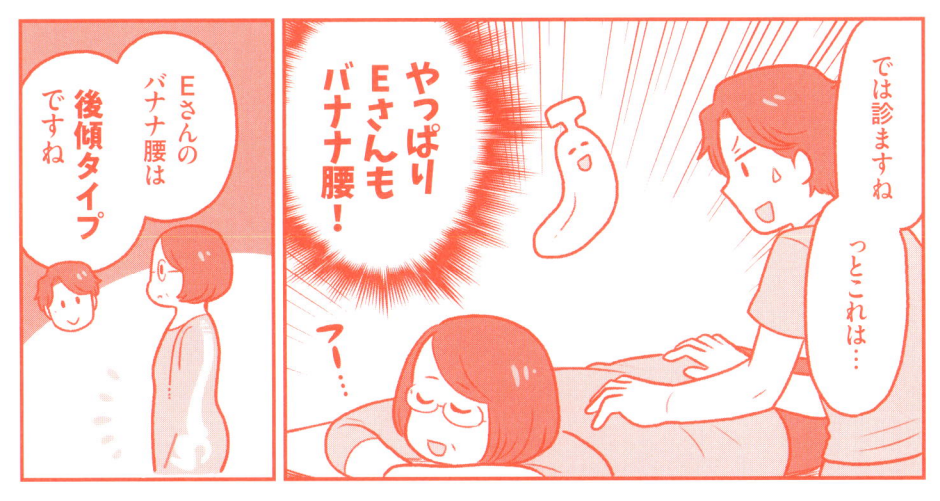

整体院 智-TOMO-
ふ〜〜
すみませんね ちょっと遅れてしまって
膝が痛くって 思うように 歩けなくって…
フーーー…
大丈夫ですか? ——ということは Eさんは 膝の痛みに お悩みで ご来院を?
こちらに どうぞ
はい! 最近は歩くのも しんどくって
では診ますね
っとこれは…
やっぱり Eさんも バナナ腰!
フー…
Eさんの バナナ腰は 後傾タイプ ですね

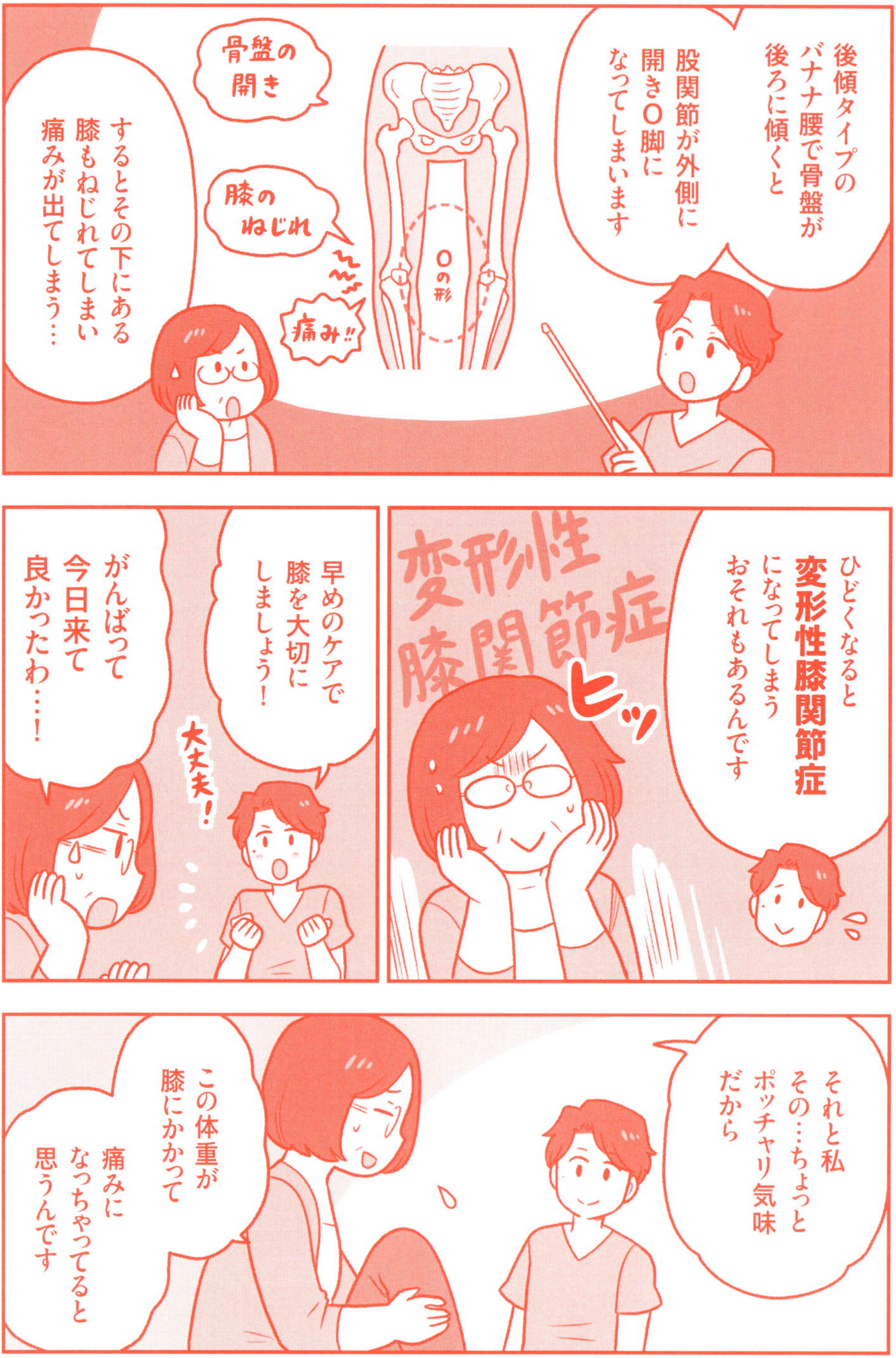
後傾タイプのバナナ腰で骨盤が後ろに傾くと股関節が外側に開きO脚になってしまいます
骨盤の開き
膝のねじれ
Oの形
痛み!!
するとその下にある膝もねじれてしまい痛みが出てしまう…
ひどくなると変形性膝関節症になってしまうおそれもあるんです
変形性膝関節症
ヒッ
早めのケアで膝を大切にしましょう!
大丈夫!
がんばって今日来て良かったわ…!
それと私その…ちょっとポッチャリ気味だから
この体重が膝にかかって痛みになっちゃってると思うんです

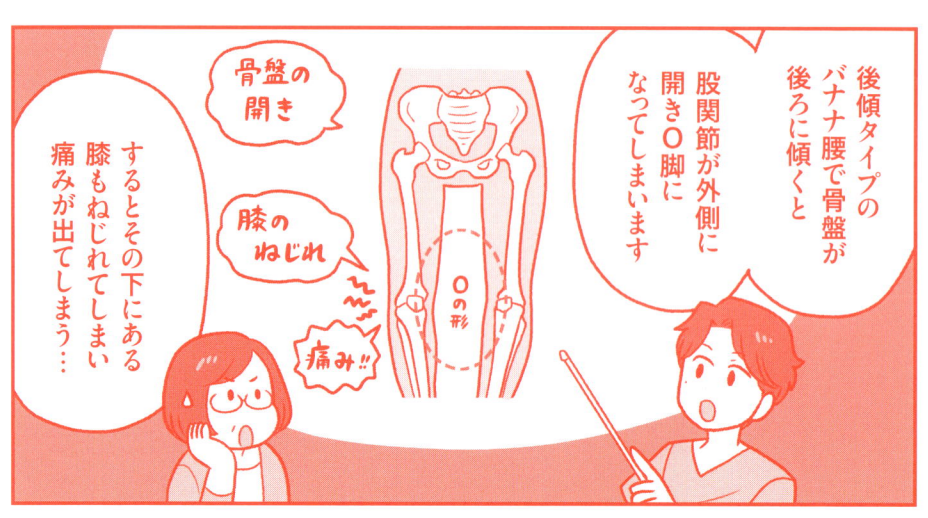

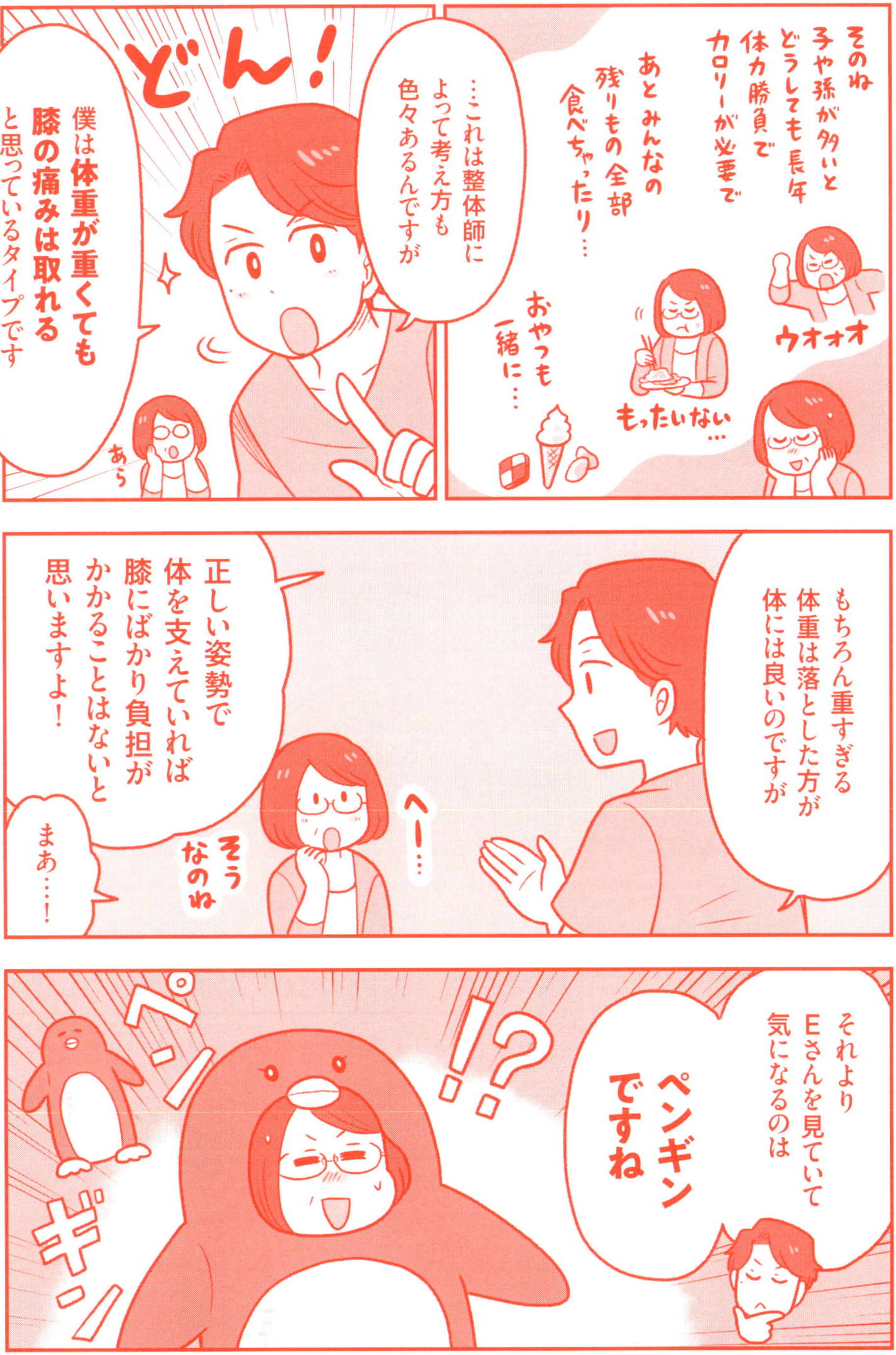
そのね子や孫が多いとどうしても長年体力勝負でカロリーが必要で
あとみんなの残りもの全部食べちゃったり…
ウオォオ
もったいない…
おやつも一緒に…
…これは整体師によって考え方も色々あるんですが
どん！
僕は**体重が重くても膝の痛みは取れる**と思っているタイプです
あら
もちろん重すぎる体重は落とした方が体には良いのですが
へー…
正しい姿勢で体を支えていれば膝にばかり負担がかかることはないと思いますよ！
そうなのね
まあ…！
それよりEさんを見ていて気になるのは
ペンギンですね
!?
ペン
ギン

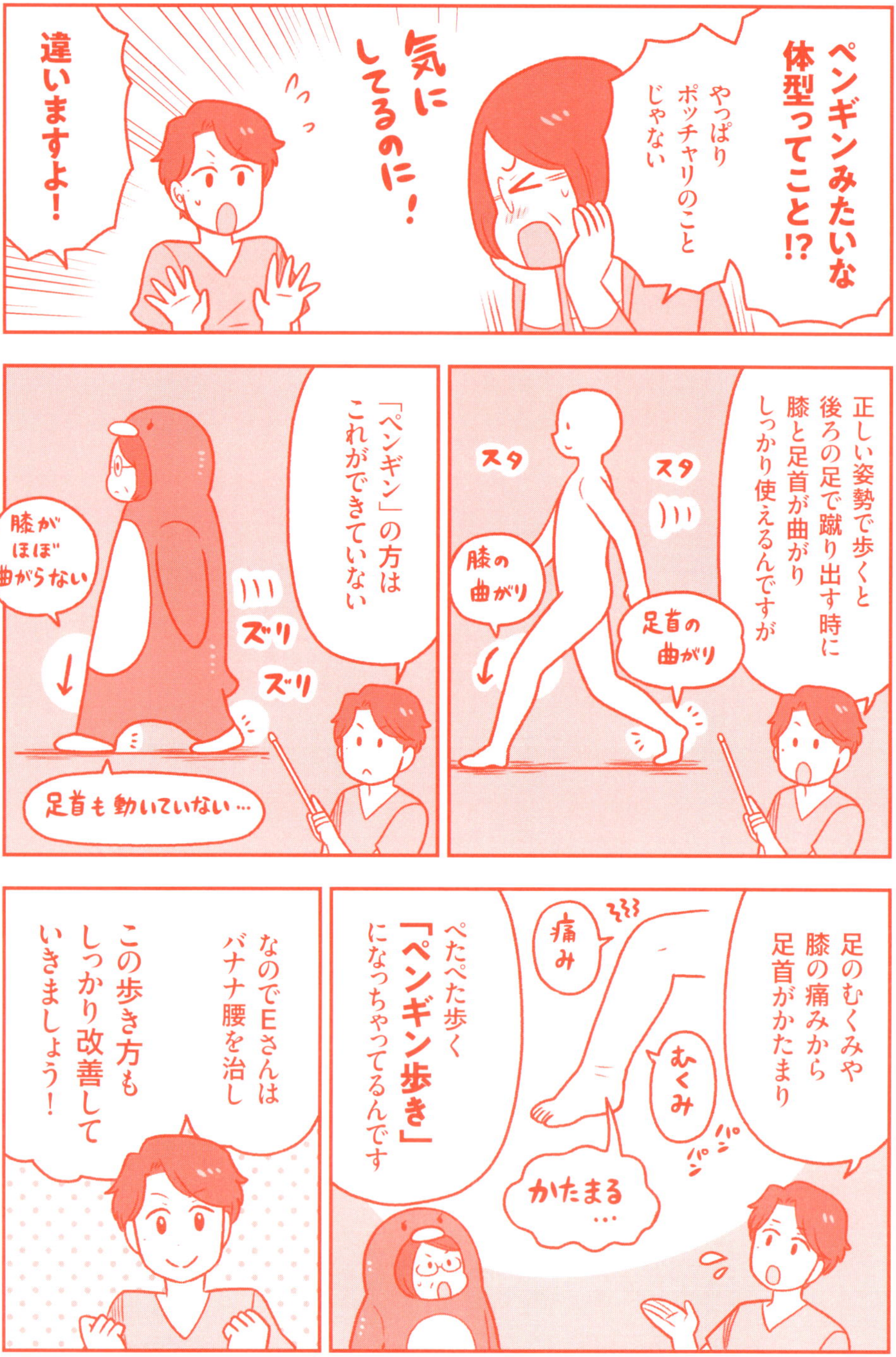
ペンギンみたいな体型ってこと!?
やっぱりポッチャリのことじゃない
気にしてるのに!
違いますよ!
正しい姿勢で歩くと後ろの足で蹴り出す時に膝と足首が曲がりしっかり使えるんですが
スタ
スタ
膝の曲がり
足首の曲がり
「ペンギン」の方はこれができていない
膝がほぼ曲がらない
ズリ
ズリ
足首も動いていない…
足のむくみや膝の痛みから足首がかたまり
ぺたぺた歩く「ペンギン歩き」になっちゃってるんです
痛み
むくみ
パン
パン
かたまる…
なのでEさんはバナナ腰を治し
この歩き方もしっかり改善していきましょう!

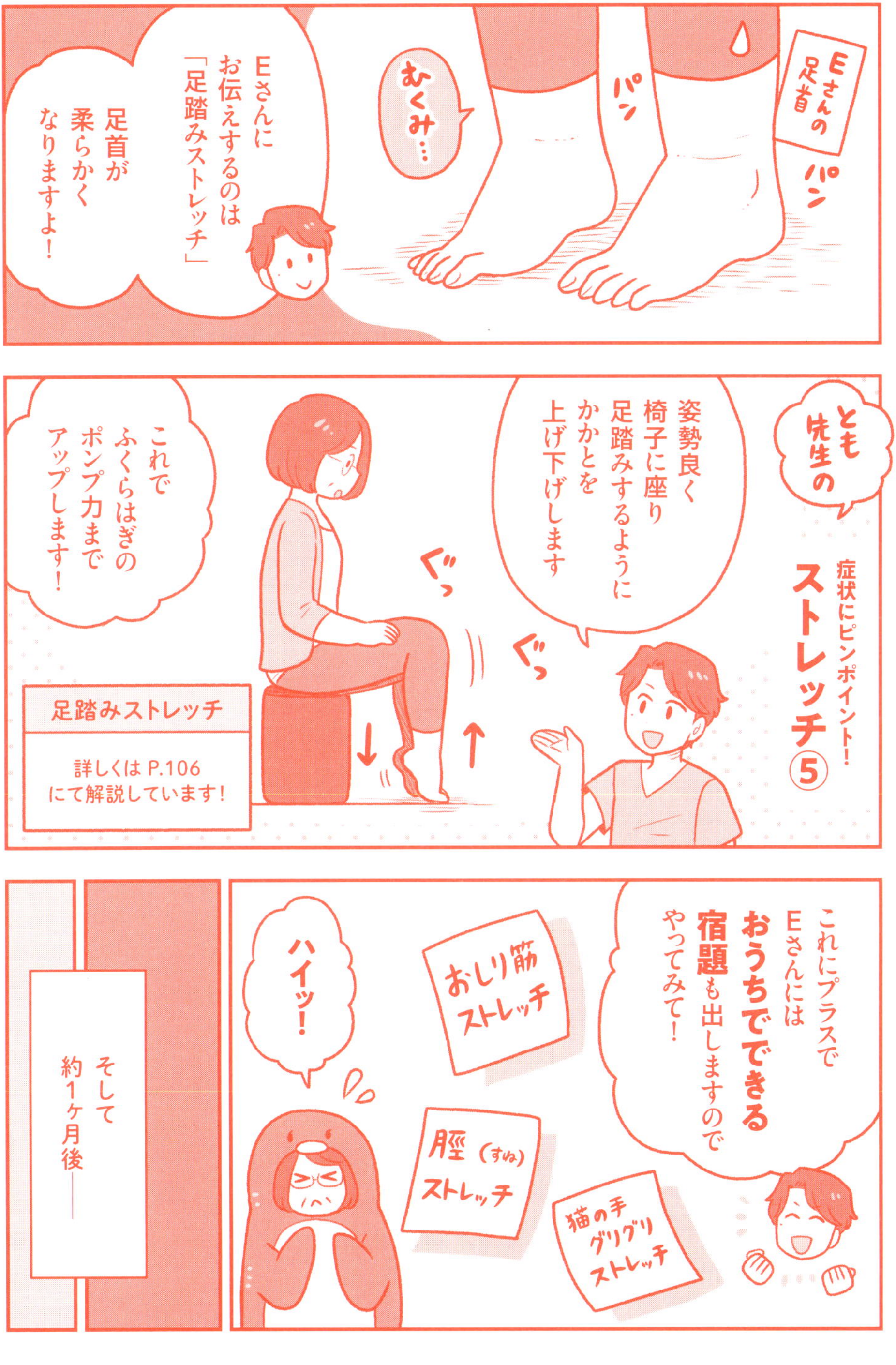
Eさんの足首
パン
パン
むくみ…
Eさんにお伝えするのは「足踏みストレッチ」
足首が柔らかくなりますよ！
とも先生の
症状にピンポイント！
ストレッチ⑤
姿勢良く椅子に座り足踏みするようにかかとを上げ下げします
ぐっ
ぐっ
これでふくらはぎのポンプ力までアップします！
足踏みストレッチ
詳しくは P.106
にて解説しています！
これにプラスでEさんにはおうちでできる宿題も出しますのでやってみて！
おしり筋ストレッチ
脛（すね）ストレッチ
猫の手グリグリストレッチ
ハイッ！
そして約1ヶ月後——

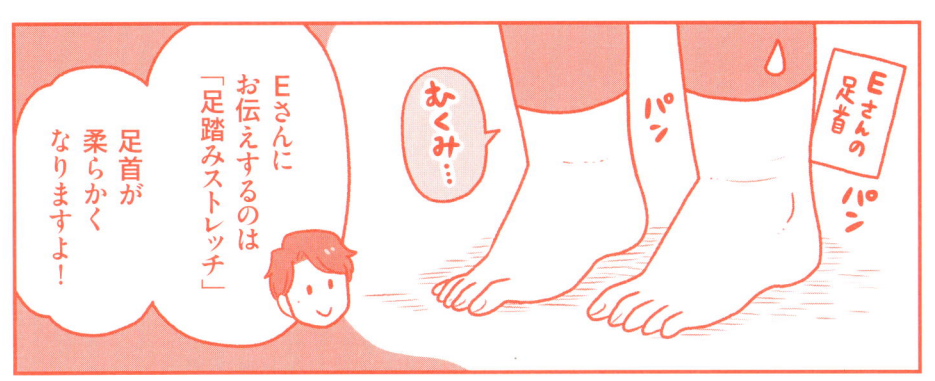

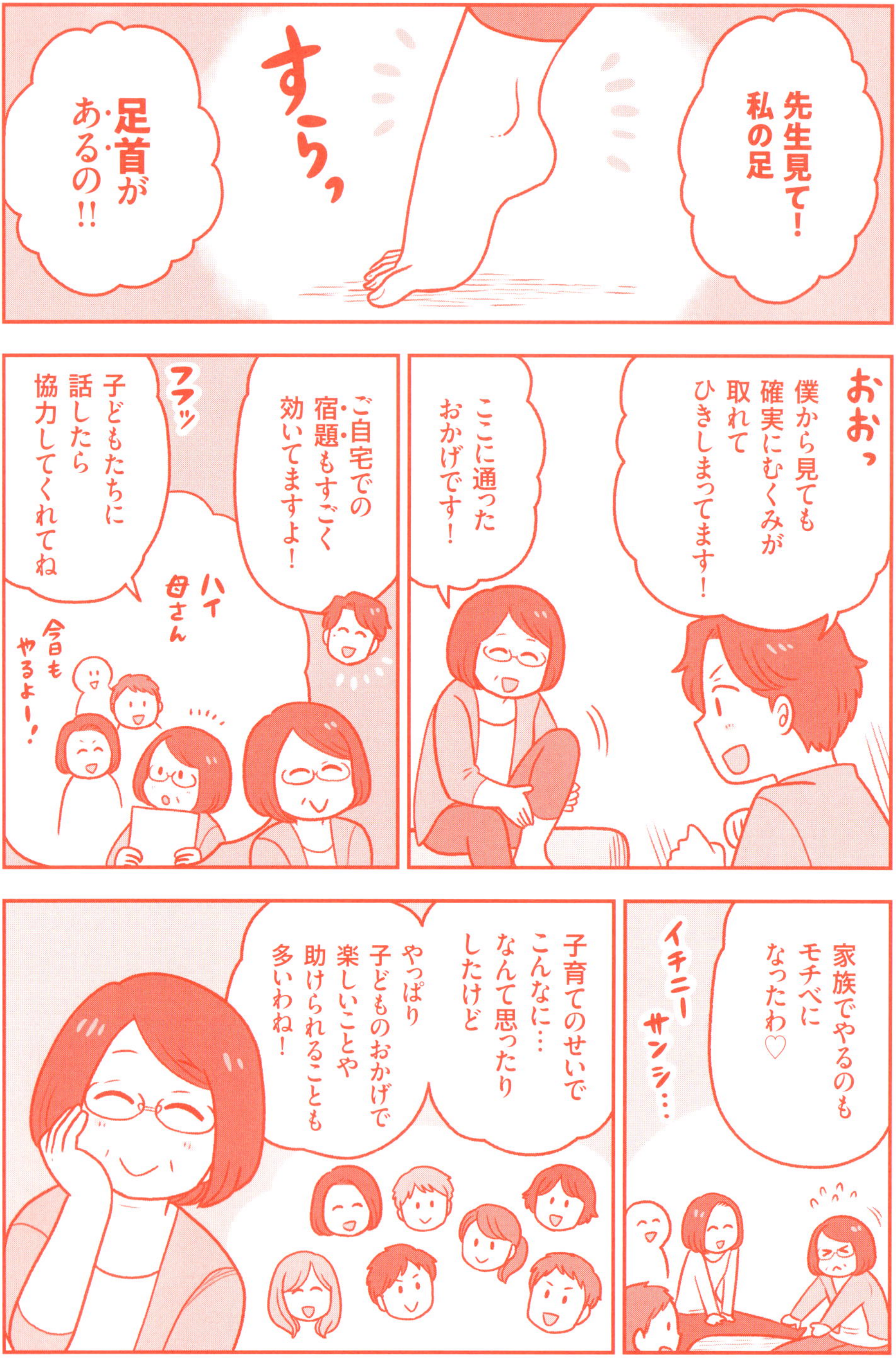
先生見て！私の足
すらっ
足首があるの!!
おおっ
僕から見ても確実にむくみが取れてひきしまってます！
ここに通ったおかげです！
ご自宅での宿題もすごく効いてますよ！
フフッ
子どもたちに話したら協力してくれてね
ハイ母さん
今日もやるよー！
家族でやるのもモチベになったわ♡
イチニーサンシ…
子育てのせいでこんなに…なんて思ったりしたけどやっぱり子どものおかげで楽しいことや助けられることも多いわね！

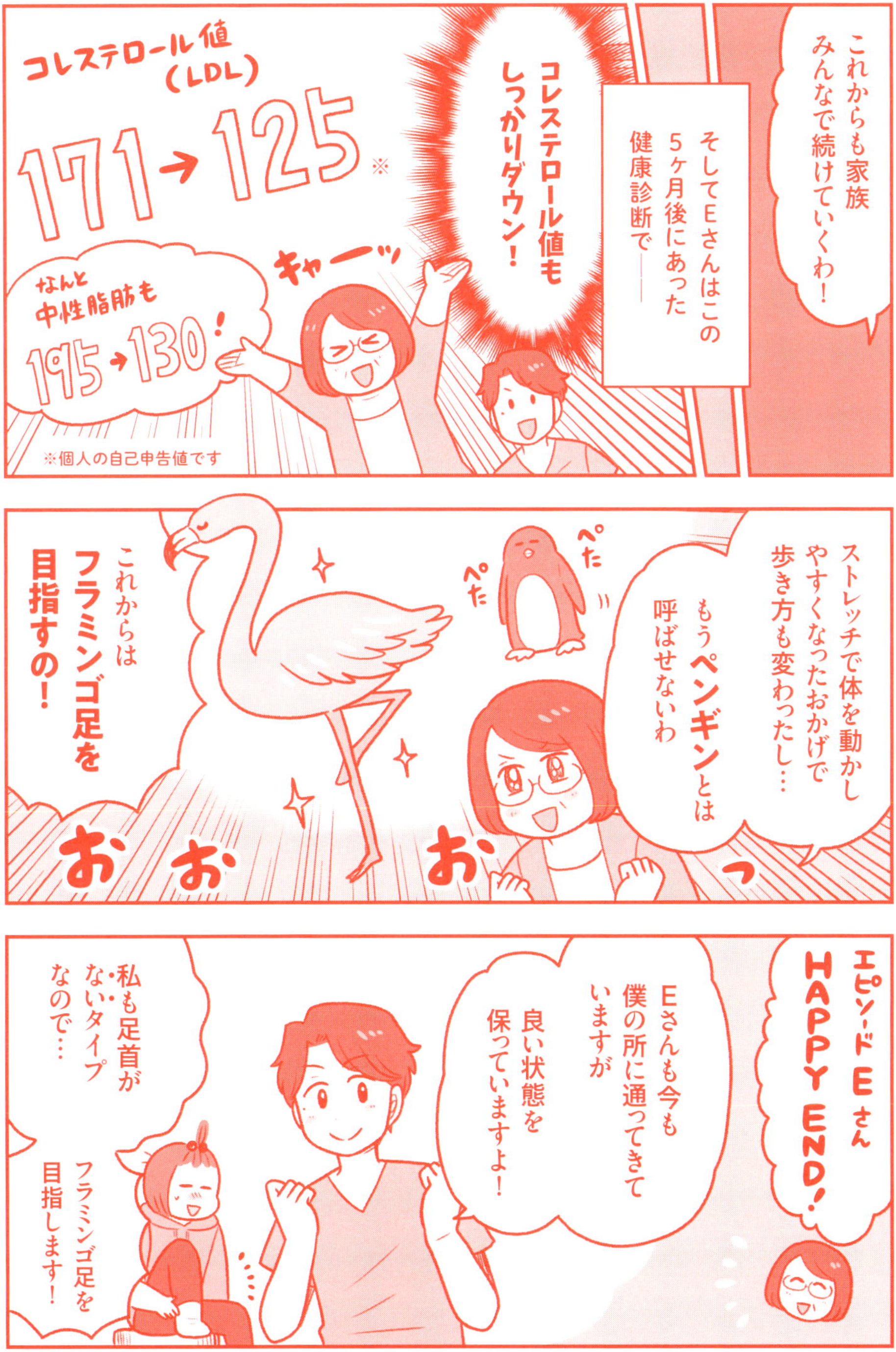
これからも家族みんなで続けていくわ！
そしてEさんはこの5ケ月後にあった健康診断で――
コレステロール値もしっかりダウン！
コレステロール値（LDL）
171→125※
キャーッ
なんと中性脂肪も195→130！
※個人の自己申告値です
ストレッチで体を動かしやすくなったおかげで歩き方も変わったし…
もうペンギンとは呼ばせないわ
ぺた
ぺた
これからはフラミンゴ足を目指すの！
おおおっ
エピソードEさんHAPPY END！
Eさんも今も僕の所に通ってきていますが
良い状態を保っていますよ！
私も足首がないタイプなので…
フラミンゴ足を目指します！

コレステロール値が下がった！③
Fさんのケース

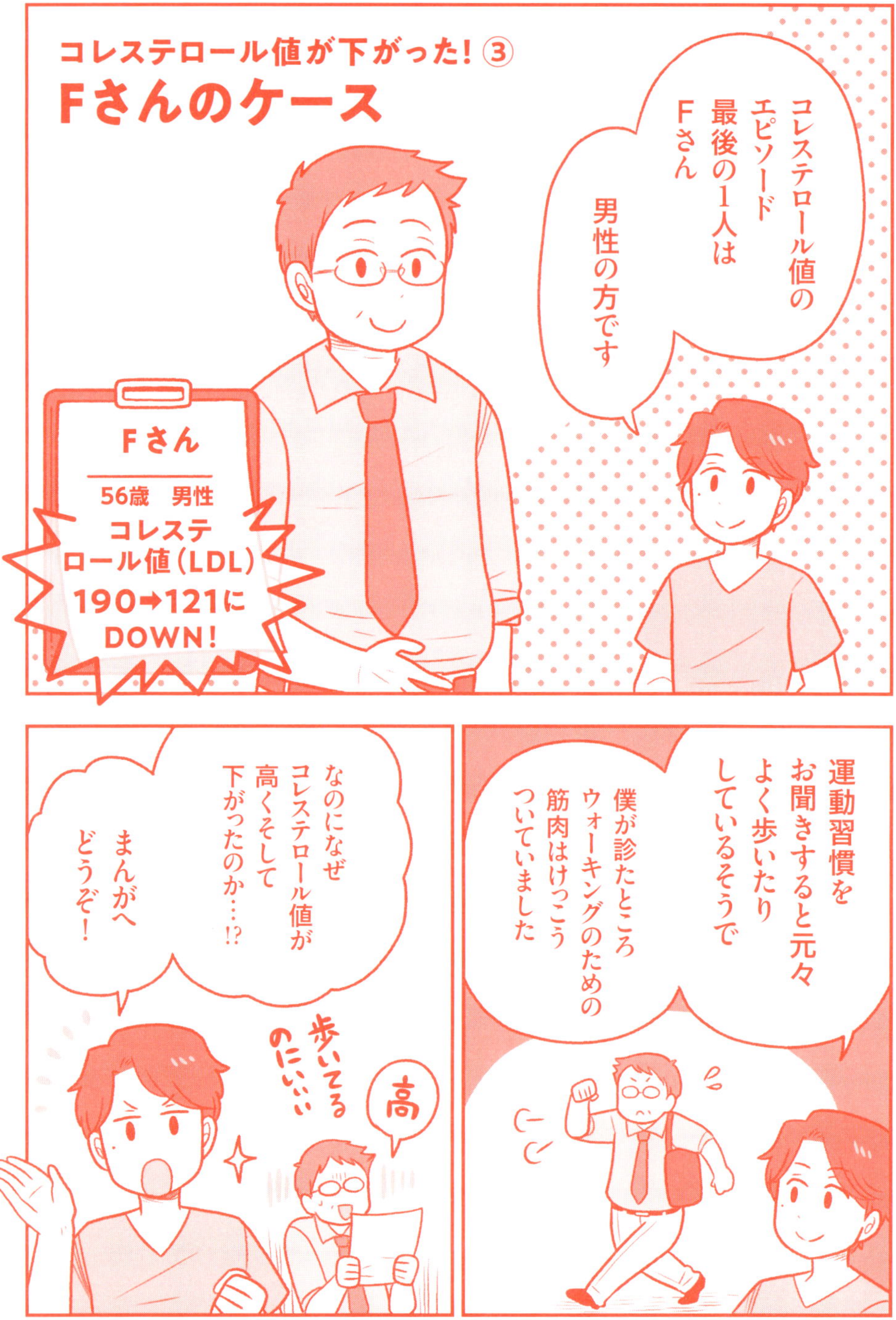

コレステロール値のエピソード最後の１人はFさん
男性の方です
Fさん
56歳　男性
コレステロール値（LDL）190➡121にDOWN！
運動習慣をお聞きすると元々よく歩いたりしているそうで
僕が診たところウォーキングのための筋肉はけっこうついていました
なのになぜコレステロール値が高くそして下がったのか…!?
まんがへどうぞ！
高
歩いてるのにぃぃぃ

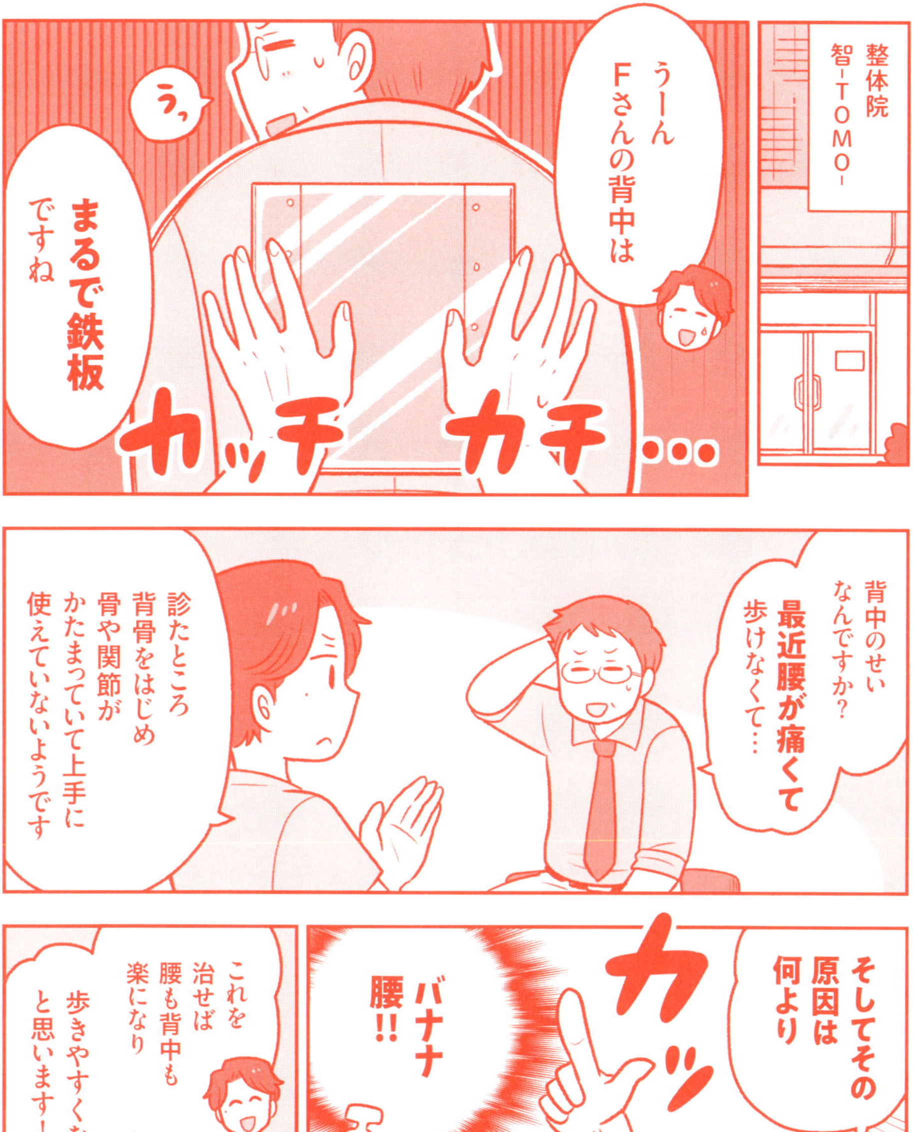
整体院
智-TOMO-
うーん
Fさんの背中は
うっ
まるで鉄板ですね
カッチ　カチ…
背中のせいなんですか？
最近腰が痛くて歩けなくて…
診たところ背骨をはじめ骨や関節がかたまっていて上手に使えていないようです
そしてその原因は何より
カッ
バナナ腰!!
これを治せば腰も背中も楽になり
歩きやすくなると思います！
おおっ

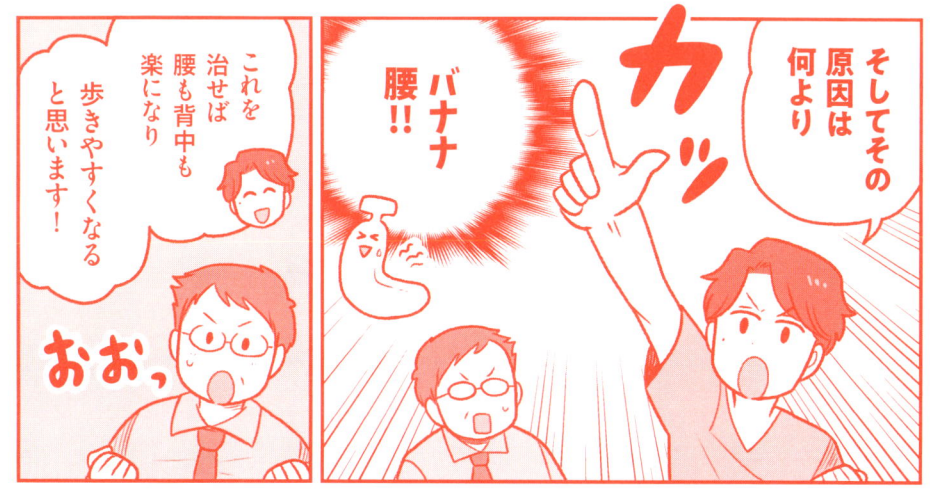

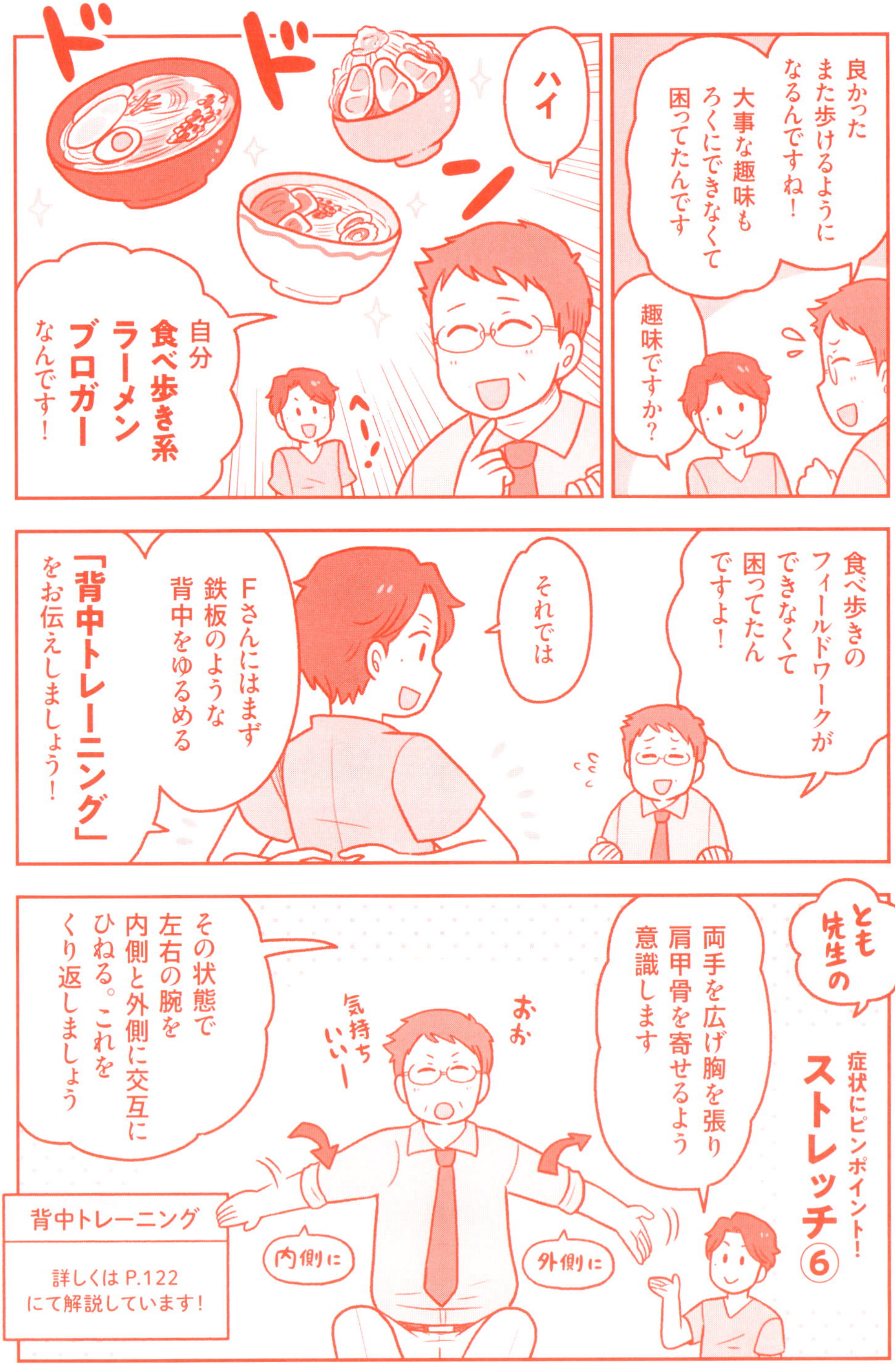

良かった また歩けるように なるんですね！
大事な趣味も ろくにできなくて 困ってたんです
趣味ですか？
ドドーン
ハイ
自分 食べ歩き系 ラーメン ブロガー なんです！
へー！
食べ歩きの フィールドワークが できなくて 困ってたん ですよ！
それでは
Fさんにはまず 鉄板のような 背中をゆるめる 「背中トレーニング」 をお伝えしましょう！
とも先生の
症状にピンポイント！ ストレッチ⑥
両手を広げ胸を張り 肩甲骨を寄せるよう 意識します
おお
気持ち いいー
その状態で 左右の腕を 内側と外側に交互に ひねる。これを くり返しましょう
内側に
外側に
背中トレーニング
詳しくは P.122 にて解説しています！

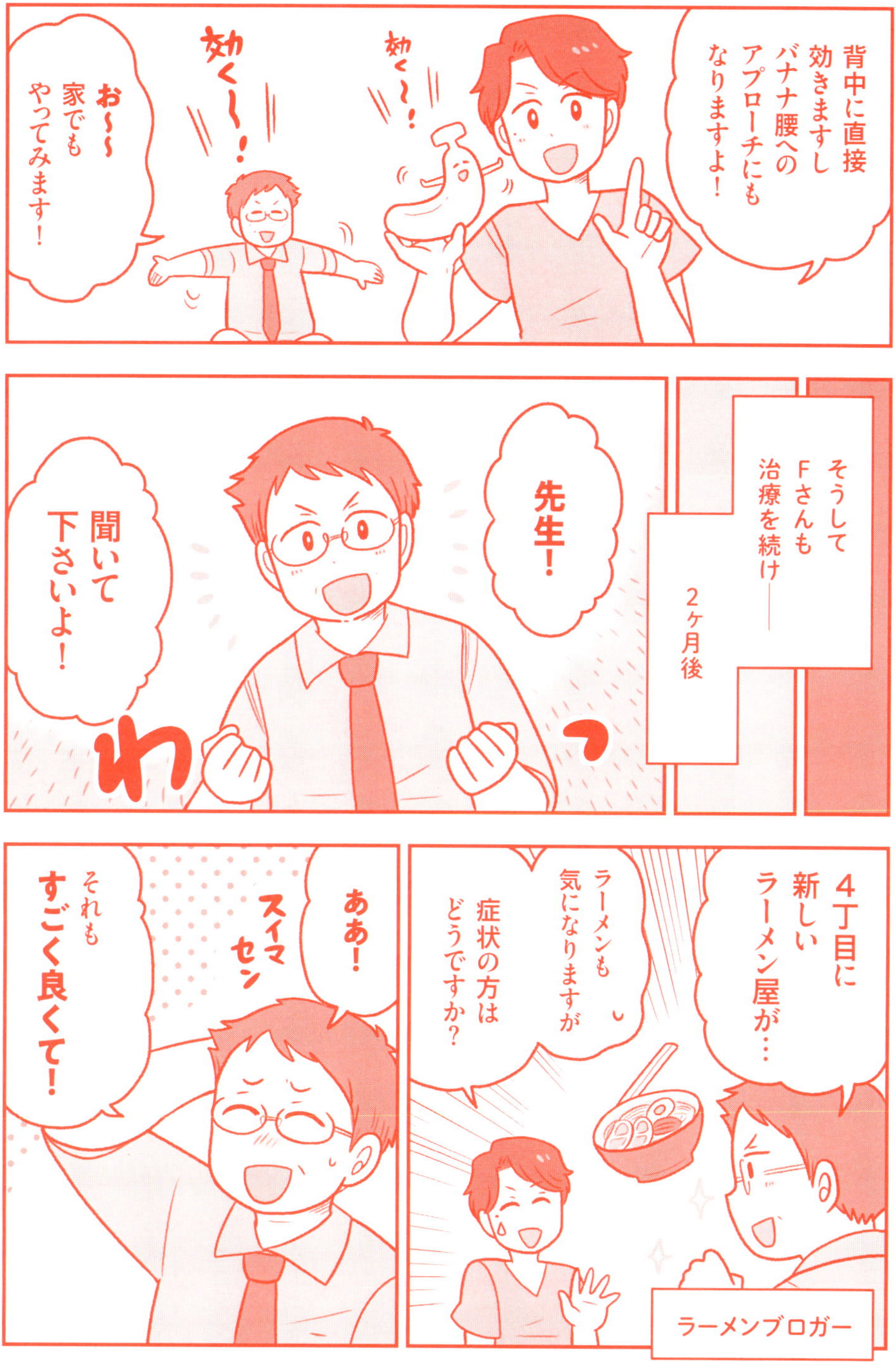
背中に直接効きますしバナナ腰へのアプローチにもなりますよ！
効く〜〜！
効く〜！
お〜〜家でもやってみます！
そうしてFさんも治療を続け——
2ケ月後
先生！
聞いて下さいよ！
わっ
4丁目に新しいラーメン屋が…
ラーメンも気になりますが症状の方はどうですか？
ラーメンブロガー
ああ！スイマセン
それもすごく良くて！

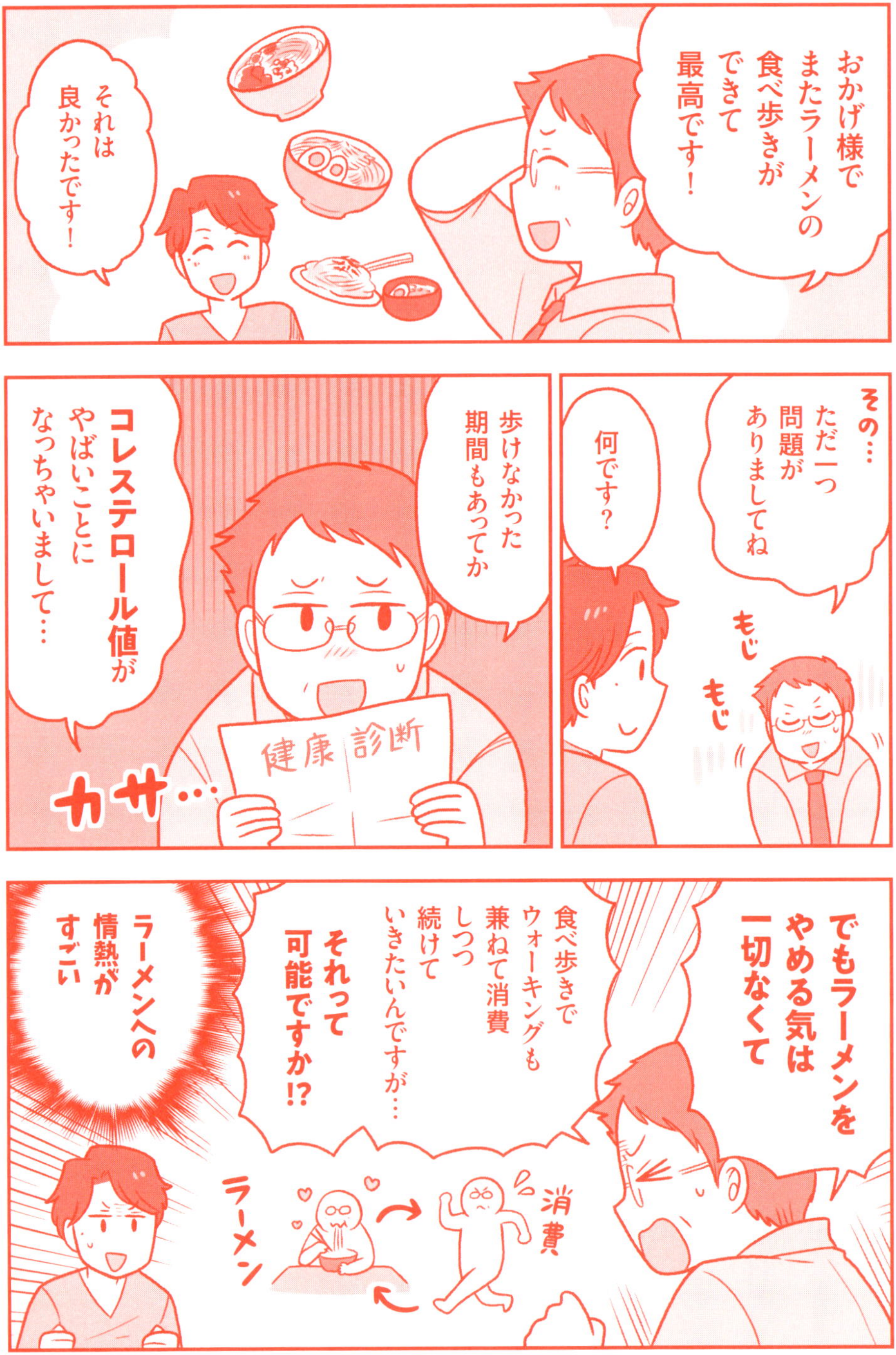
おかげ様で またラーメンの 食べ歩きが できて 最高です！
それは 良かったです！
その… ただ一つ 問題が ありましてね
何です？
もじ もじ
歩けなかった 期間もあってか
コレステロール値が やばいことに なっちゃいまして…
健康診断
カサ…
でもラーメンを やめる気は 一切なくて
食べ歩きで ウォーキングも 兼ねて消費 しつつ 続けて いきたいんですが…
それって 可能ですか!?
ラーメンへの 情熱が すごい
ラーメン
消費

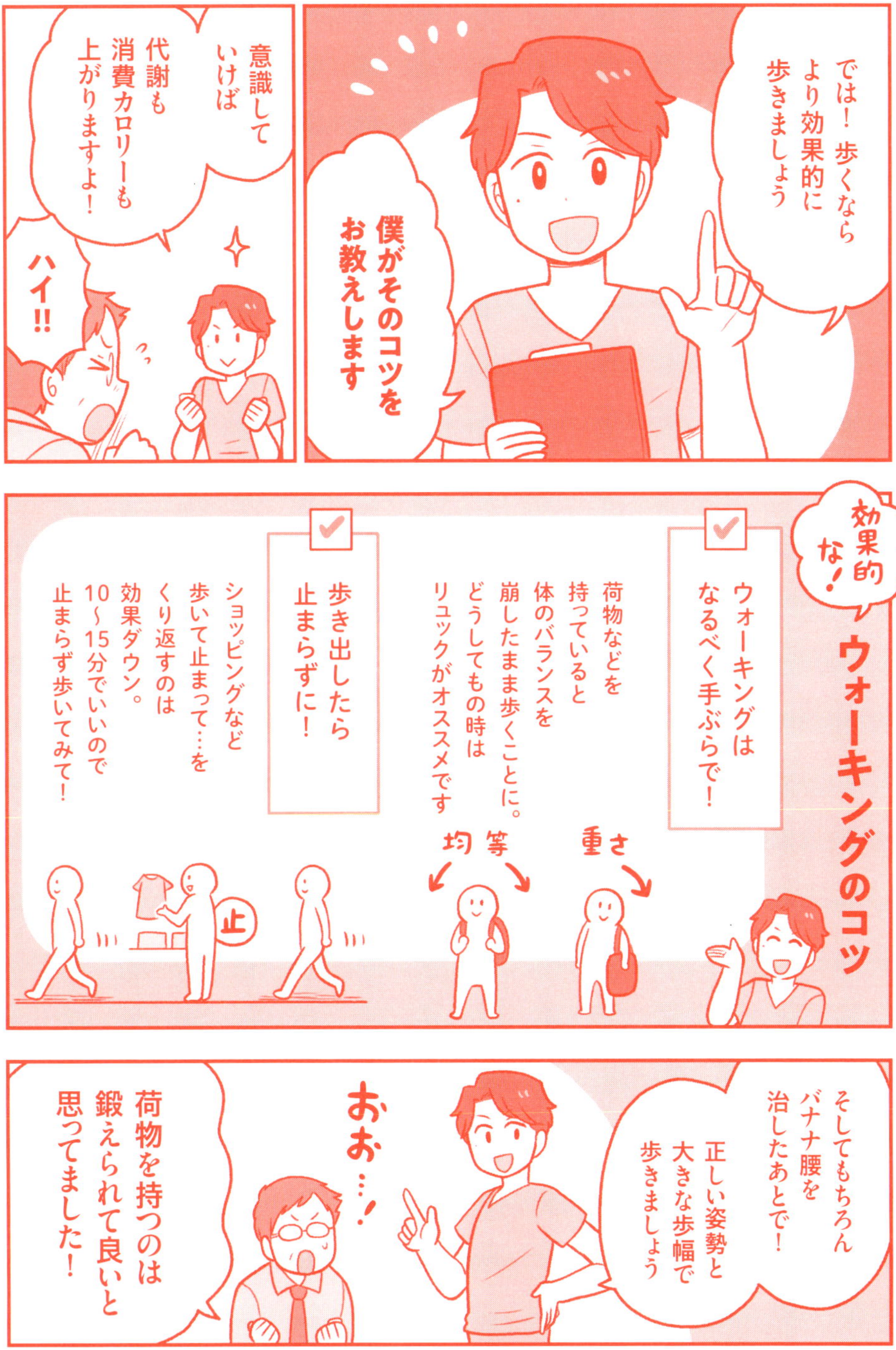
では！歩くならより効果的に歩きましょう
僕がそのコツをお教えします
意識していけば代謝も消費カロリーも上がりますよ！
ハイ!!
効果的な！
ウォーキングのコツ
ウォーキングはなるべく手ぶらで！
荷物などを持っていると体のバランスを崩したまま歩くことに。どうしてもの時はリュックがオススメです
重さ
均等
歩き出したら止まらずに！
ショッピングなど歩いて止まって…をくり返すのは効果ダウン。10～15分でいいので止まらず歩いてみて！
止
そしてもちろんバナナ腰を治したあとで！
正しい姿勢と大きな歩幅で歩きましょう
おお…！
荷物を持つのは鍛えられて良いと思ってました！

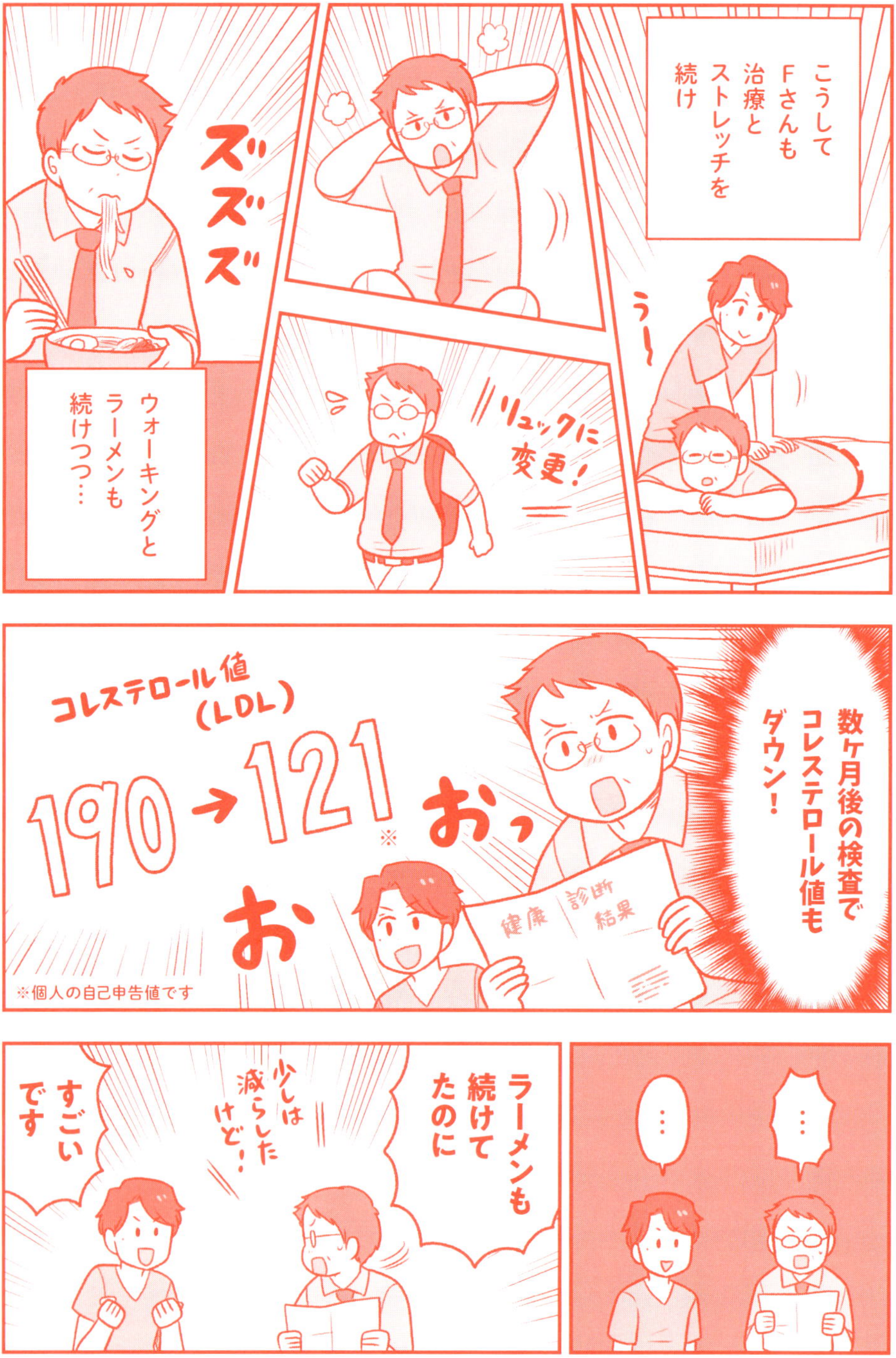

こうしてFさんも治療とストレッチを続け
う～
リュックに変更！
ズズズ
ウォーキングとラーメンも続けつつ…
数ヶ月後の検査でコレステロール値もダウン！
コレステロール値（LDL）
190→121※
おっ
お
健康診断結果
※個人の自己申告値です
…
…
ラーメンも続けてたのに
少しは減らしたけど！
すごいです

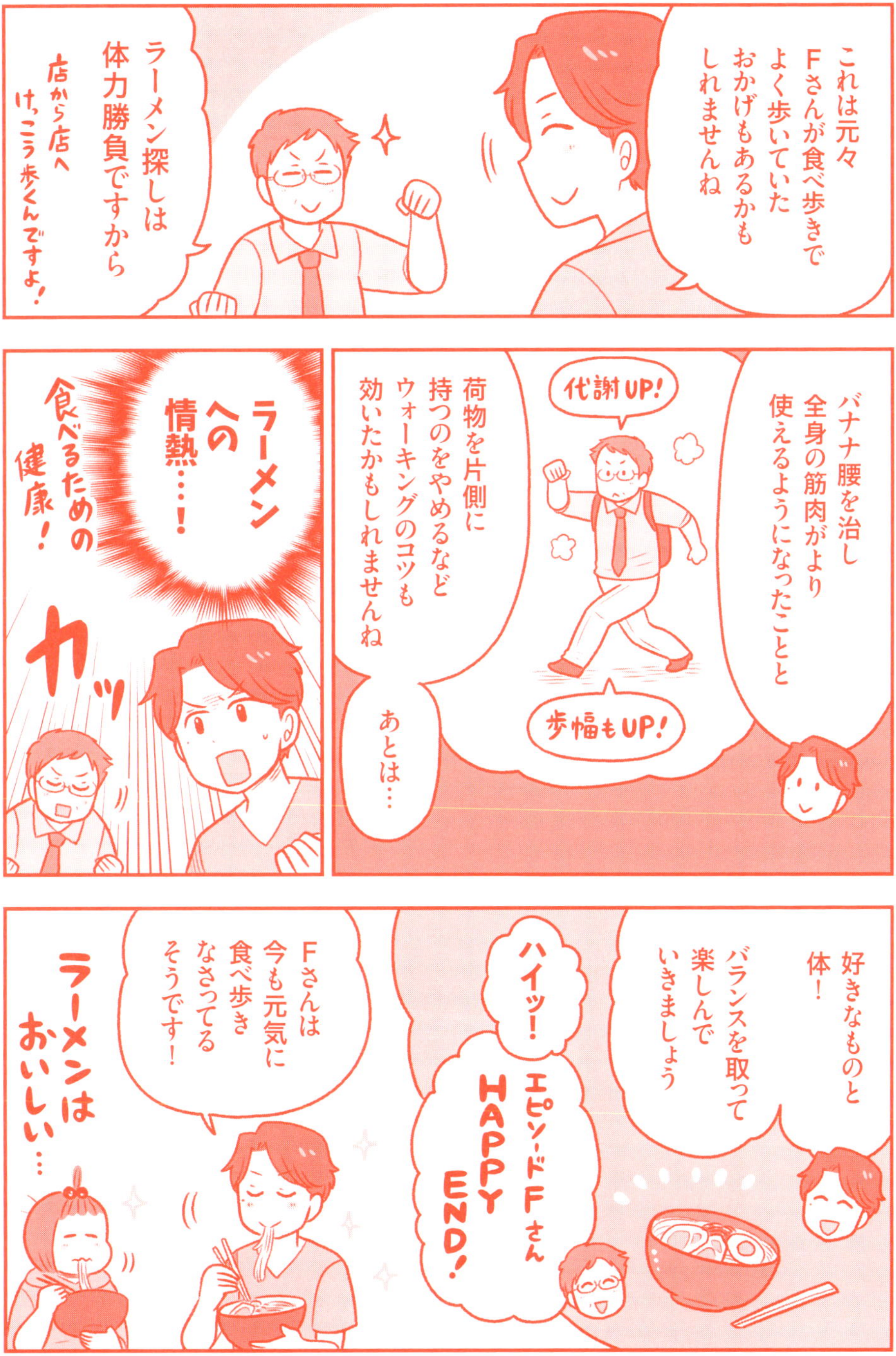
これは元々
Fさんが食べ歩きで
よく歩いていた
おかげもあるかも
しれませんね
ラーメン探しは
体力勝負ですから
店から店へ
けっこう歩くんですよ！
バナナ腰を治し
全身の筋肉がより
使えるようになったことと
代謝UP！
歩幅もUP！
荷物を片側に
持つのをやめるなど
ウォーキングのコツも
効いたかもしれませんね
あとは…
ラーメンへの情熱…！
食べるための健康！
カッ
好きなものと
体！
バランスを取って
楽しんで
いきましょう
ハイッ！
エピソードFさん
HAPPY END！
Fさんは
今も元気に
食べ歩き
なさってる
そうです！
ラーメンは
おいしい…

とも先生の！ ストレスにも効く！ ワンポイントケア

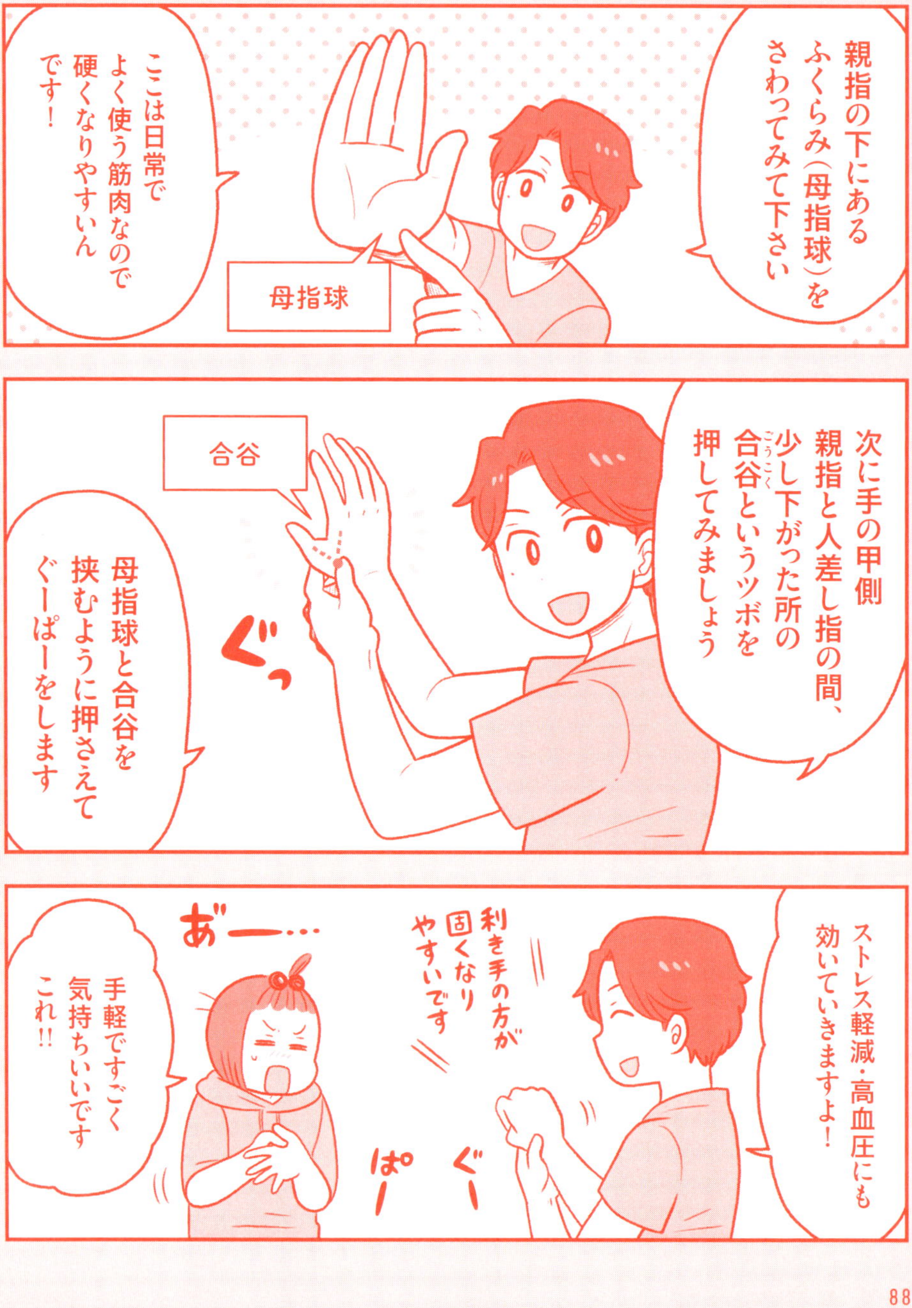

親指の下にあるふくらみ（母指球）をさわってみて下さい
ここは日常でよく使う筋肉なので硬くなりやすいんです！
母指球
次に手の甲側親指と人差し指の間、少し下がった所の合谷《ごうこく》というツボを押してみましょう
合谷
ぐっ
母指球と合谷を挟むように押さえてぐーぱーをします
ストレス軽減・高血圧にも効いていきますよ！
利き手の方が固くなりやすいです
ぐー
ぱー
あ゛ー…
手軽ですごく気持ちいいですこれ!!

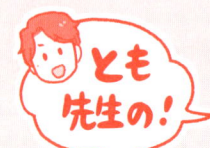

第4章

1日1分！
血圧＆コレステロール値即下げストレッチ

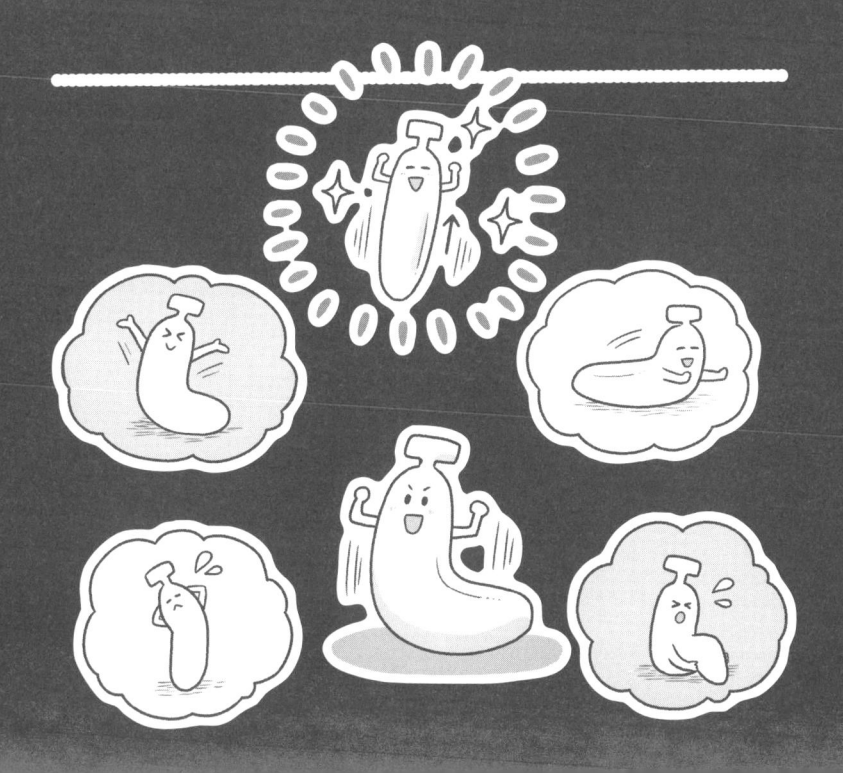

血圧&コレステロール値即下げに特化!
整体師とも考案の特別プログラムです!

さぁ、お待たせしました!

「早くストレッチをやりたい!」と、うずうずされていたみなさんに向けて、ここからは、今日からでもスタートできる「血圧&コレステロール値即下げストレッチ」を紹介していきますね。

前著では、バナナ腰による「腰痛・脊柱管狭窄症・ぽっこりお腹・ストレートネック」等の不調改善を目的としたため、紹介したストレッチは、硬くなっている筋肉を緩めるプログラムが中心でした(気になる方は、ぜひ合わせてお読みください)。

けれども第2弾の本書では、血圧&コレステロール値を下げる目的に特化したので、筋肉は緩めつつも、より「動かす」ことで、血流を良くするストレッチを重視しています。運動不足で血流が悪くなると手足などの末端部分が冷え、毛細血管にきちんと血液が流れない血管のゴースト化が生じます。それを防ぐために、手先足

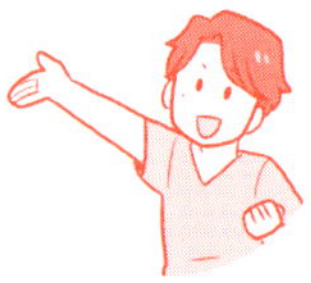

先を動かす運動を多めに取り入れることで、体全体を整えていくプログラムを用意しました。

「血圧・コレステロール値を下げるには、まずバナナ腰を治すことから」と、繰り返しお伝えしてきましたね。そのため本章で紹介するストレッチは、最低でも1ヶ月程度は続けていただく必要があります。でも、体の変化をなかなか実感できなければ、モチベーションも上がりませんよね。そこで、「体がポカポカしてきた」「寝起きが良くなった」「まっすぐ立っている感覚がある」等々、なるべく早い段階で、体の変化を感じられることも狙いとしました（1日1分、1ヶ月続けられるプログラムです）。

「運動嫌い」「忙しくて運動する時間がない」「三日坊主」という人にとっても簡単で、短時間のストレッチばかり。やってみて損することはありません（と、断言します！）。体の変化を実感しながら、血圧やコレステロール値がどれだけ下がるか、ぜひ楽しみながらトライしてくださいね！

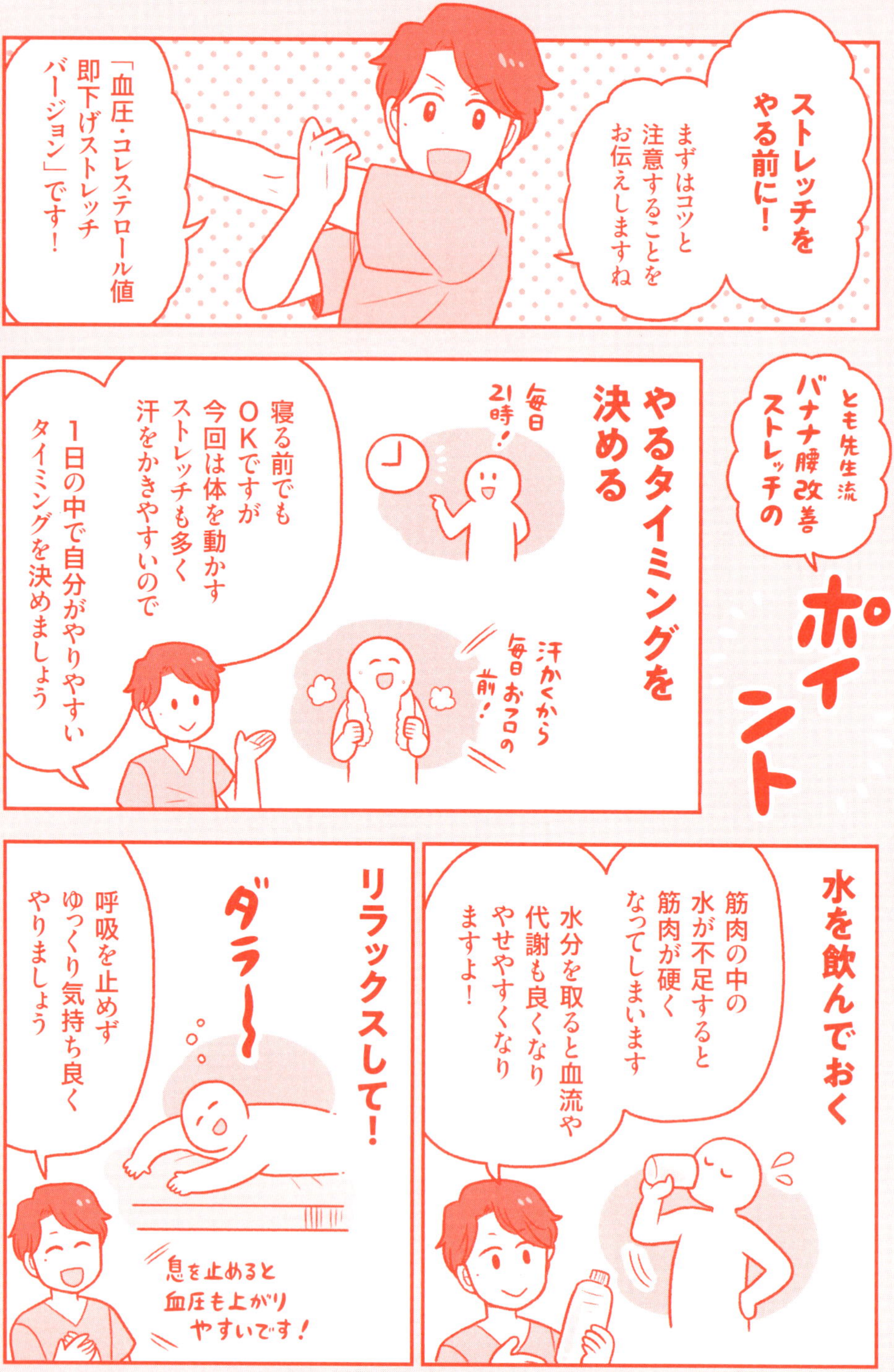
ストレッチをやる前に！
まずはコツと注意することをお伝えしますね
「血圧・コレステロール値即下げストレッチバージョン」です！
とも先生流 バナナ腰改善ストレッチの
ポイント
やるタイミングを決める
毎日21時！
汗かくから毎日お風呂の前！
寝る前でもOKですが今回は体を動かすストレッチも多く汗をかきやすいので
1日の中で自分がやりやすいタイミングを決めましょう
水を飲んでおく
筋肉の中の水が不足すると筋肉が硬くなってしまいます
水分を取ると血流や代謝も良くなりやせやすくなりますよ！
リラックスして！
ダラ〜
呼吸を止めずゆっくり気持ち良くやりましょう
息を止めると血圧も上がりやすいです！

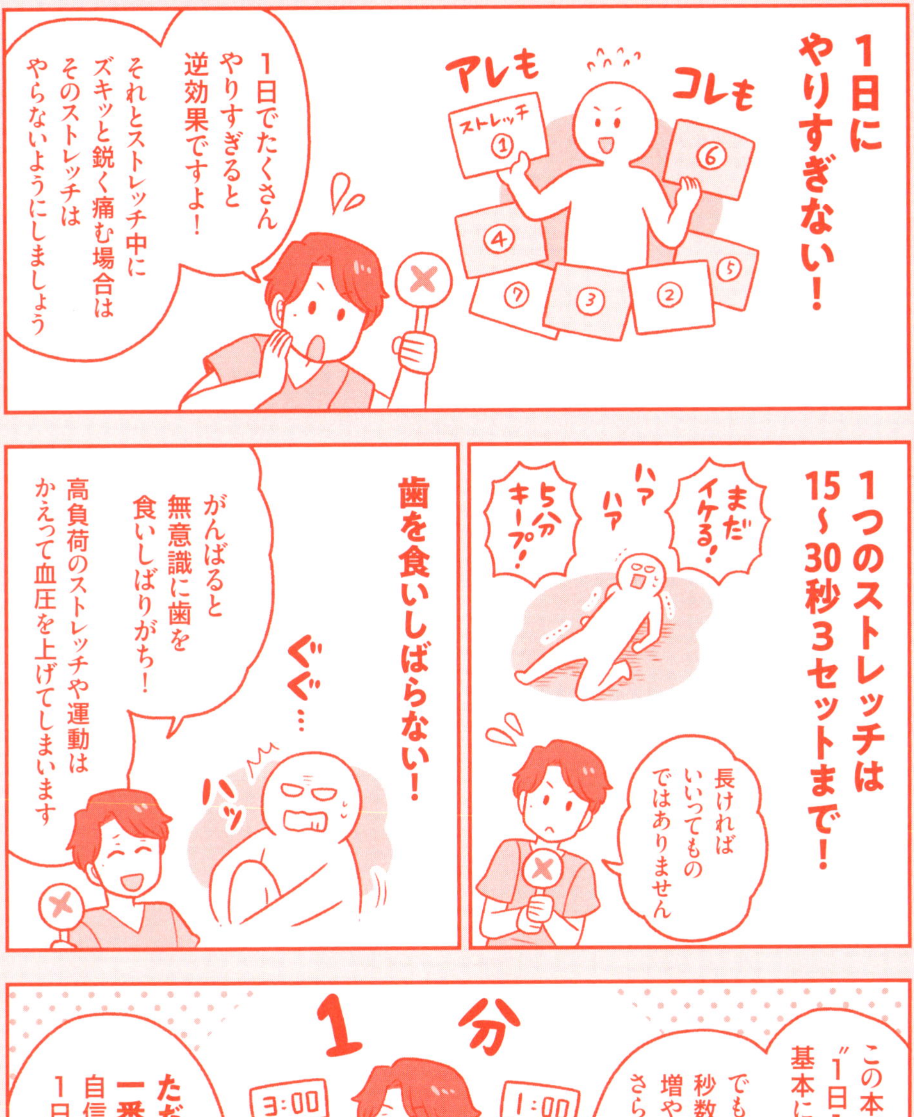
1日にやりすぎない！
アレも
コレも
ストレッチ①
⑥
④
⑤
⑦
③
②
1日でたくさんやりすぎると逆効果ですよ！
それとストレッチ中にズキッと鋭く痛む場合はそのストレッチはやらないようにしましょう
1つのストレッチは15〜30秒3セットまで！
まだイケる！
ハァハァ
5分キープ！
長ければいいってものではありません
歯を食いしばらない！
ググ…
ハッ
がんばると無意識に歯を食いしばりがち！
高負荷のストレッチや運動はかえって血圧を上げてしまいます
1分
3:00
1:00
+ more？
この本では〝1日1分〟を基本にしています
でも余裕がある人は秒数・回数をもう少し増やすと効果もさらにアップします
ただし続けるのが一番大事！なので自信がない人は1日1分で大丈夫！

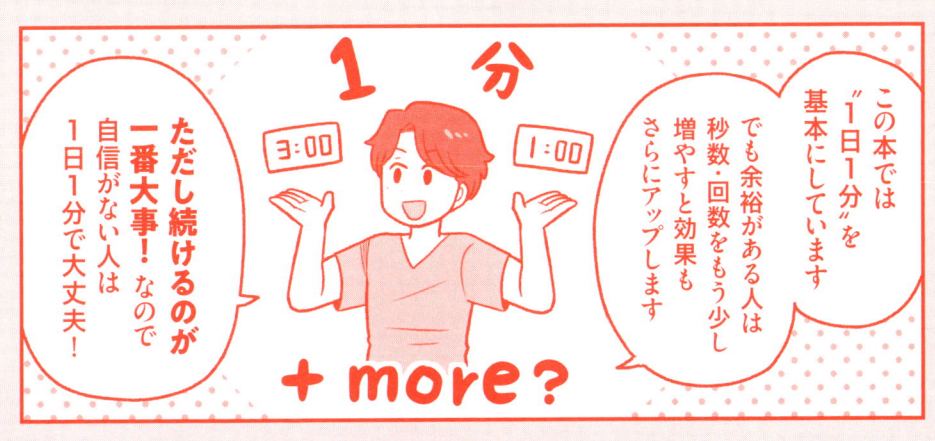

骨盤ケア

猫の手グリグリストレッチ

1日め

①

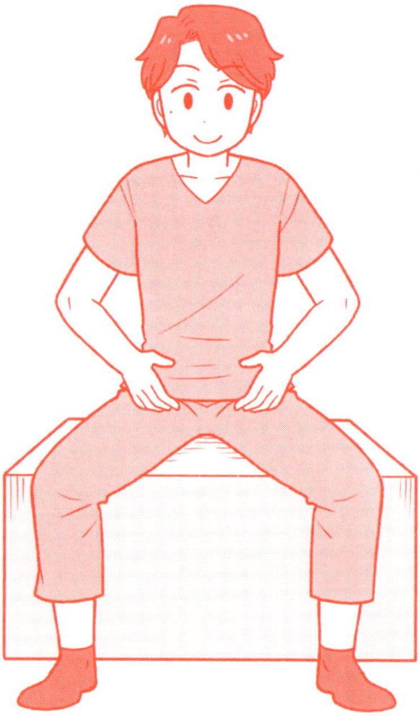

1

椅子に座り、骨盤の前、出っ張ったところの骨を探す（次ページのコラム参照）。

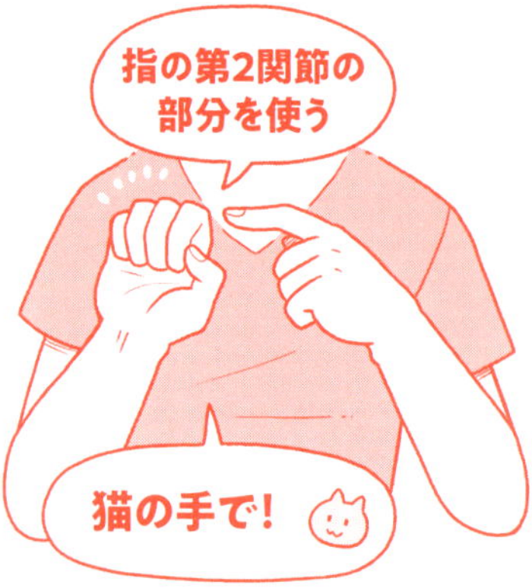

この時、骨には当たらないよう注意。キーンと響くような感覚があれば、場所は合っています。

2

手で「猫の手」のイメージでグーを作り、1のすぐ下の外側（鼠径部の外側）に、猫の手の出っ張った部分をグッと入れ込む。

左右各15秒
計30秒

ストレッチの狙いと効果

股関節まわりを緩めます。股関節の近くには大腿《だいたい》動脈(足の方に流れる血管)があり、このストレッチによって足の血流もアップ。ひいては全身の血流アップにつながって、血圧を下げると同時に、バナナ腰も改善されます。

3 入れ込んだ猫の手を左右に揺するように動かしながら股関節まわりをマッサージしていく。

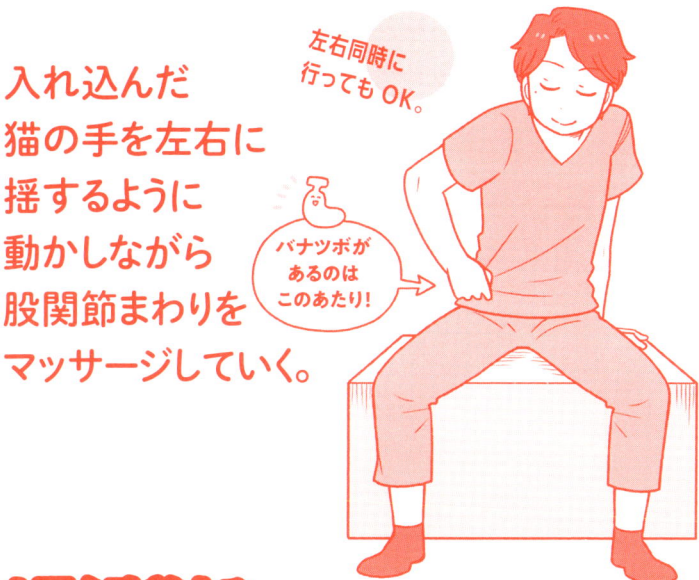

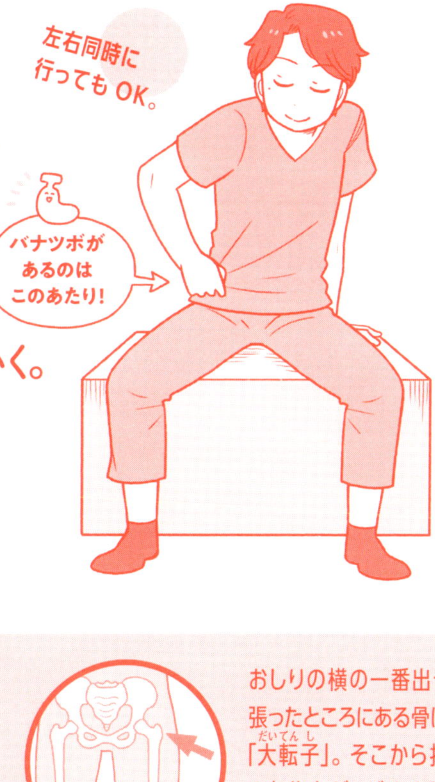
左右同時に
行ってもOK。
バナツボが
あるのは
このあたり!

バナナ腰を改善するバナツボ!

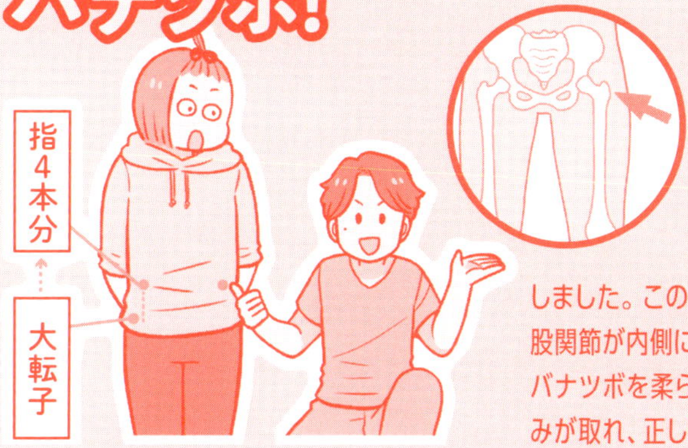
指4本分
大転子

おしりの横の一番出っ張ったところにある骨は「大転子《だいてんし》」。そこから指4本分上が、バナナ腰を治す効果的なツボなので「バナツボ」と命名しました。この周囲の筋肉が硬くなると、股関節が内側にねじれて歪みバナナ腰に! バナツボを柔らかくすると、股関節の歪みが取れ、正しい腰の位置に戻ります。

骨盤ケア

1日め 2

おしり筋ストレッチ

1 テニスボールがおしりの下
（おしりのふくらみ＆えくぼのあたり）に当たるよう、
挟みながら椅子に座る。

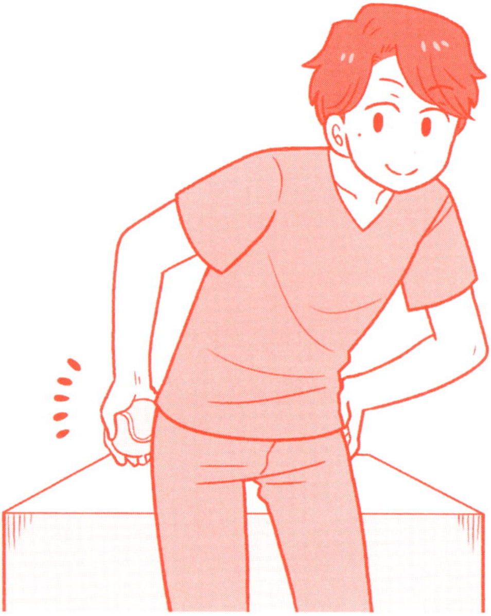

硬い椅子の上ではテニスボールが飛び抜けやすいので、
柔らかい椅子、またはバスタオルを敷いて行うのがおすすめ。
床に直接あぐらをかいて行うのでもOK。

左右各15秒
計30秒

ストレッチの狙いと効果

股関節を動かすこと(=股関節内外転)によって、股関節まわりの筋肉が緩められていくと同時に、血流がアップします。バナナ腰の後傾タイプの人にはとくに効果的。おしりの筋肉が硬いと、骨盤が後ろ側に引っ張られて歪んでしまうからです。

2 1の状態で、ボールを挟んだ方の足を4の字を作るように反対の足の太ももに乗せる。

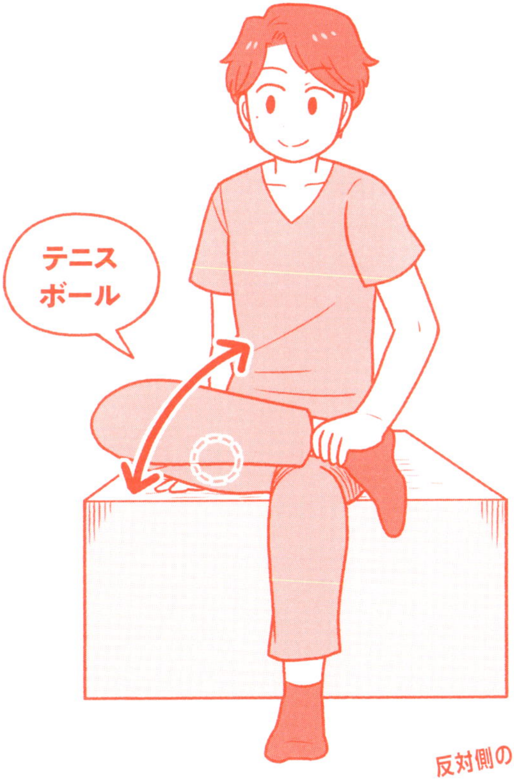

3

4の字にした足を外に開いたり、内に閉じたりする動きを繰り返す。

反対側の足でも同様に行う。

下半身編

1日め 2

ふくらはぎ＆足首ケア

2日め 1

脛《すね》ストレッチ

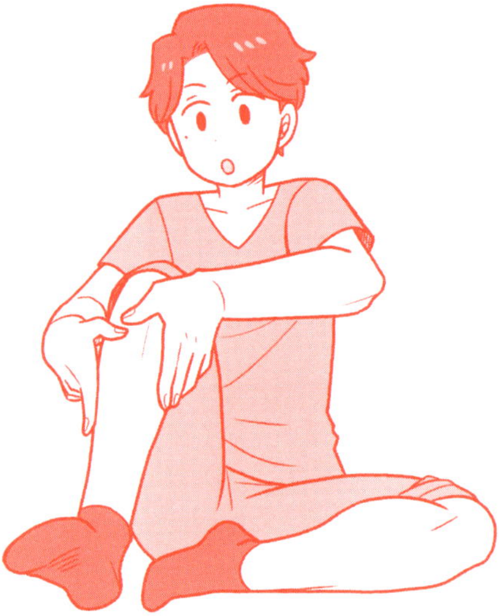

1

椅子や床に座り、
左右どちらかの足の
脛の筋肉（前脛骨筋）を
押さえる。

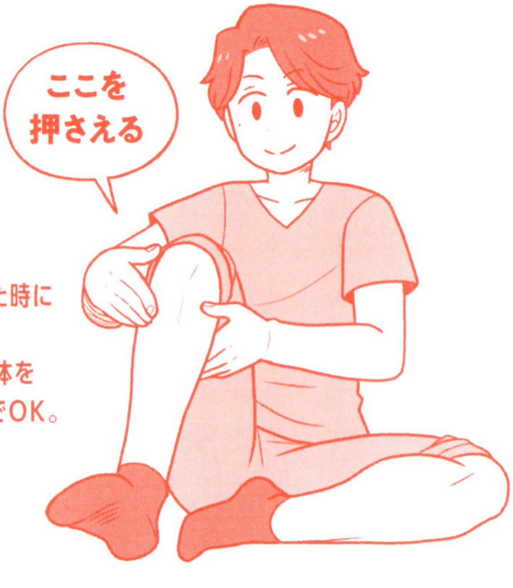

この時押さえるのは、足首を動かした時に
モコッと盛り上がるところ。
親指だけで押さえても、ほかの指全体を
使って押さえても、やりやすい方法でOK。
ラクな体勢で行いましょう。

左右各15秒
計30秒

ストレッチの狙いと効果

脛の筋肉が硬くなると、脛の反対側にあるふくらはぎに負担がかかり、ふくらはぎも硬くなります。足がむくみやすい人、筋肉量の少ない女性はとくに、寝る前に行うと睡眠の質も良くなるのでおすすめです。

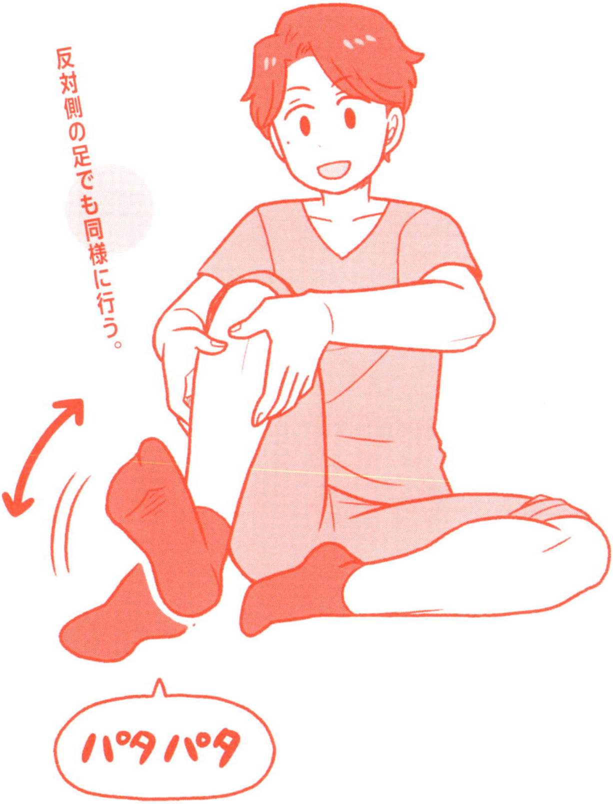
反対側の足でも同様に行う。
パタパタ

2 押さえながら、足首を上下にパタパタとしっかり動かす。

ふくらはぎ＆足首ケア

かかとゆらゆらストレッチ

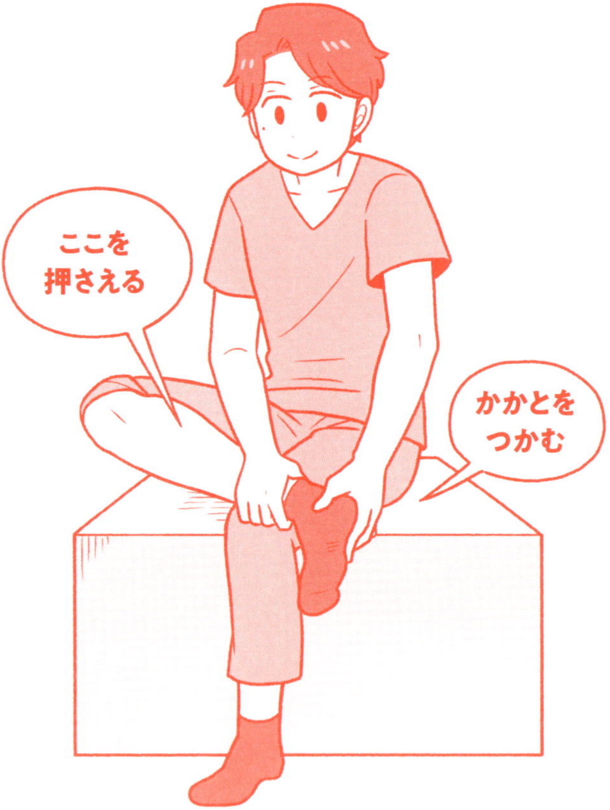

右足を乗せた場合は
右手で足首近くを押さえ、
左手で踵骨をつかむ。

1 椅子に座り、左右どちらかの足を
4の字を作るようにもう一方の太ももに乗せる。

左右各15秒
計30秒

ストレッチの狙いと効果

足首が柔らかくなると、ふくらはぎの動き&血流も良くなります。体の土台でもある踵骨《しょうこつ》（かかとの骨）を緩めましょう。踵骨が内側や外側に歪んでしまうと、外側に歪んでいる場合はX脚・内股に、内側に歪んでいる場合はO脚になるなど、骨盤の歪みにつながってバナナ腰になります。

2 1の状態で、上下にゆっくり揺する。

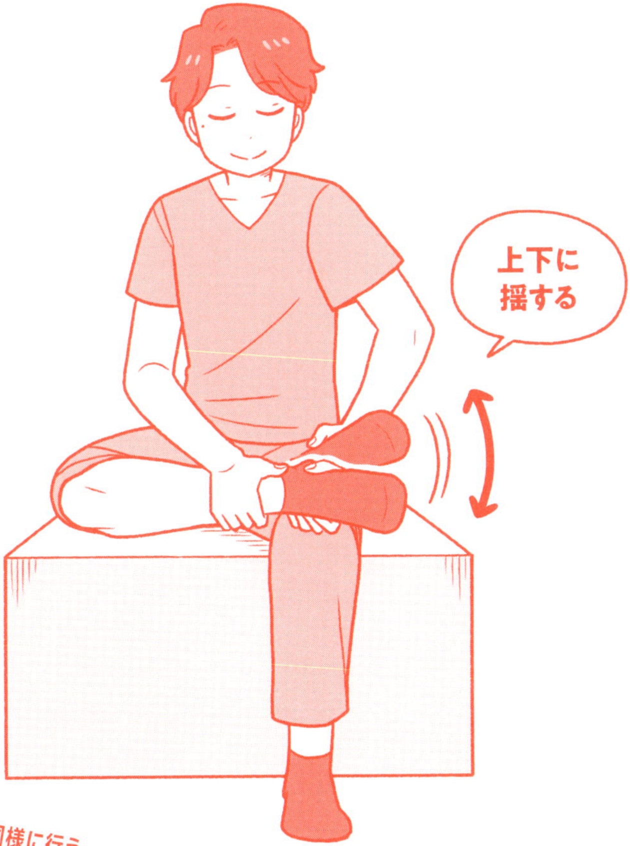

反対側の足でも同様に行う。

下半身編
2日め 2

太ももケア

3日め 1

もも前ストレッチ

1 椅子に座り、片方の太ももを両手で押さえる。

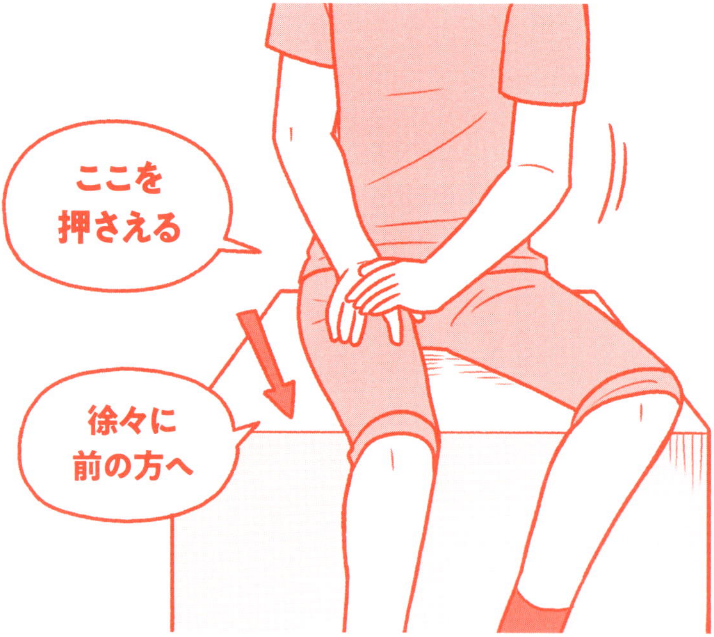

左右各15秒
計30秒

ストレッチの狙いと効果

大腿四頭筋（太ももの前の筋肉）を緩めて骨盤の歪みを取り、バナナ腰を改善します。股関節まわりの筋肉が硬くなると、大腿動脈という太い血管も圧迫され、血流が阻害されてしまうため、ここを柔らかくしておくことが大事。膝を動かすことで血流もアップ。

2

最初は股関節に近い位置から押さえて、膝の曲げ伸ばしを行う。

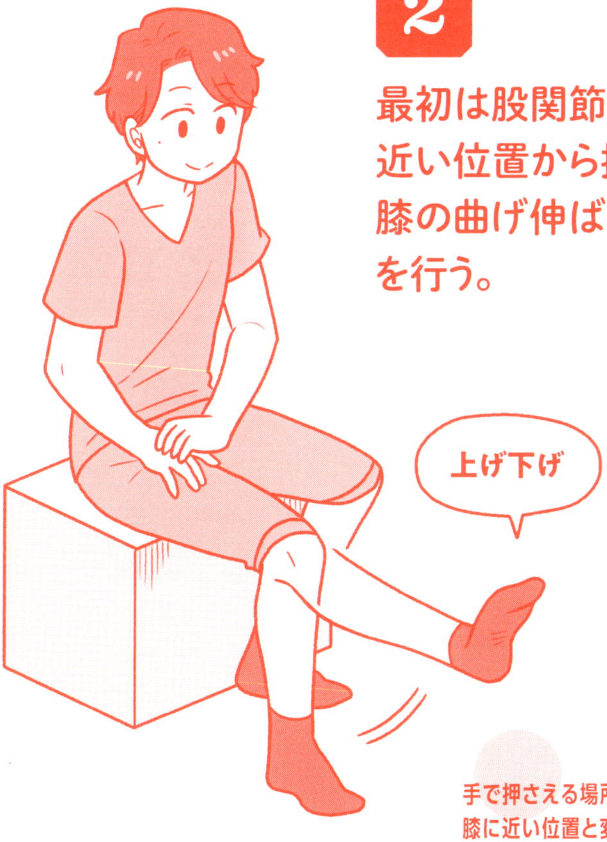

手で押さえる場所を中央、
膝に近い位置と変えながら、
膝の曲げ伸ばしを行う。
反対側の足でも同様に行う。

太ももケア

もも裏ストレッチ

1 膝が直角に曲がる程度の椅子に座り、人差し指から小指までの4本の指で、太ももの裏を押さえる。

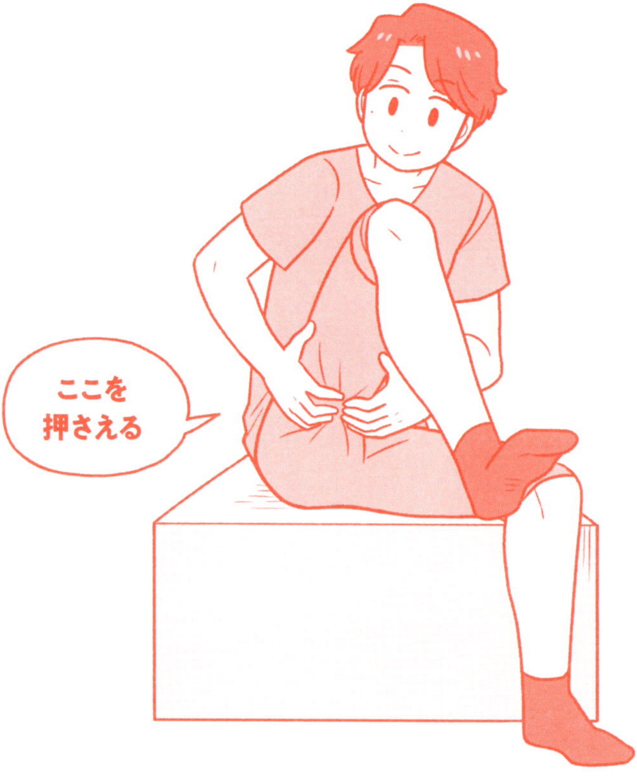

左右各15秒
計30秒

ストレッチの狙いと効果

太ももの裏側の筋肉が硬いと、骨盤が後ろに引っ張られ、バナナ腰になりやすくなります。歩く時も、足首やふくらはぎ、太ももなどの筋肉をしっかりと使えていない人が多いです。ウォーキングも、それらの筋肉を使えるようにしてから行う方が、血流も高血圧もより改善します。また、坐骨神経痛にも効果のあるストレッチです。

2

膝の曲げ伸ばしを行う。

手で押さえる場所を股関節に近い位置から、
中央、膝に近い位置と変えながら行う。
反対側の足でも同様に行う。

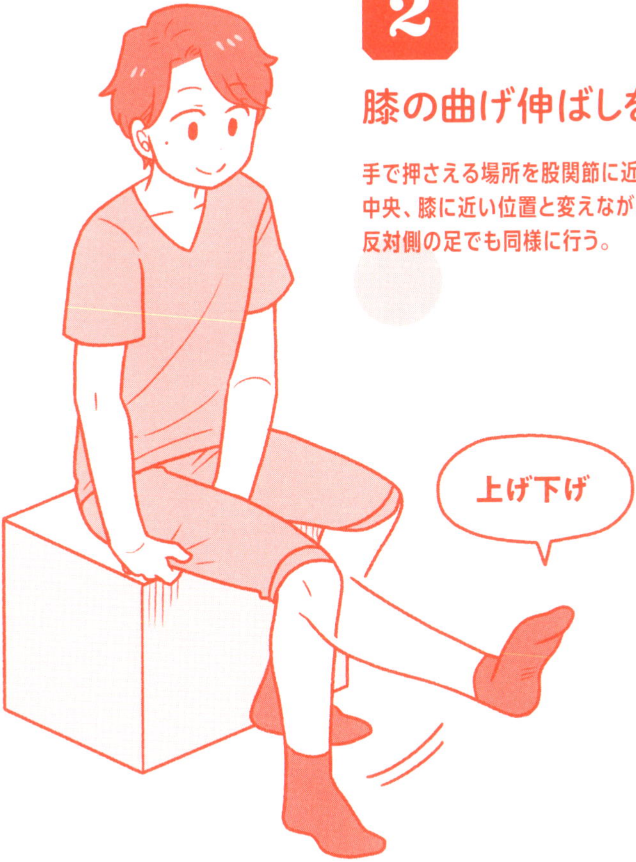

ちょっトレ

4日め 1

足踏みストレッチ

1 椅子に座ったまま、両足でつま先立ちをするように、かかとを上げ下げしながら足踏みをする。

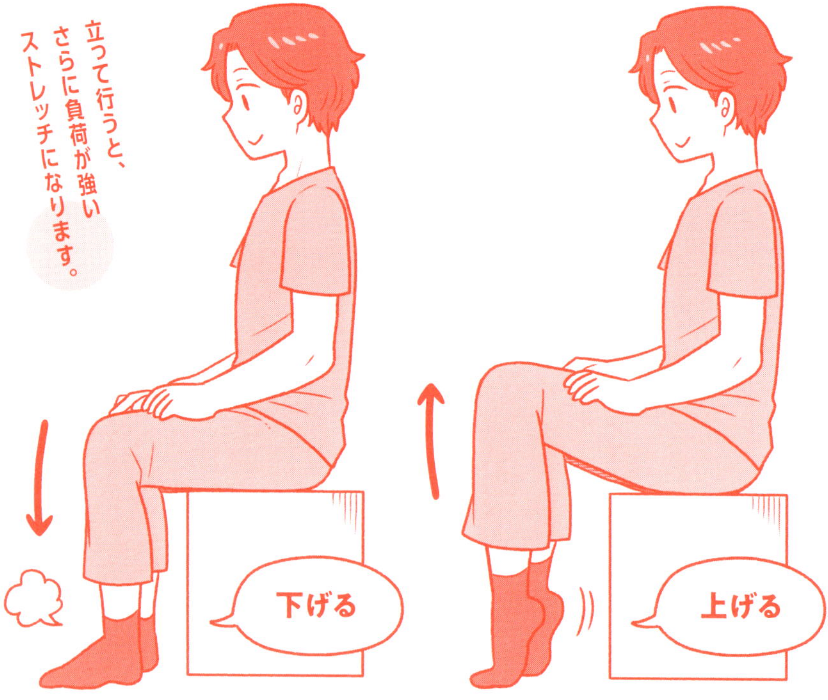
立って行うと、さらに負荷が強いストレッチになります。
下げる
上げる

両方で
30秒

ストレッチの狙いと効果

ふくらはぎの筋肉を使って、本来のポンプ作用をとり戻していきます。足首を柔らかくすることで、ふくらはぎの筋肉の動きが良くなり、血流もアップ。ふくらはぎとつながりのある太もも裏の筋肉は骨盤にくっついているため、ふくらはぎの筋肉を柔らかくするとバナナ腰も改善。

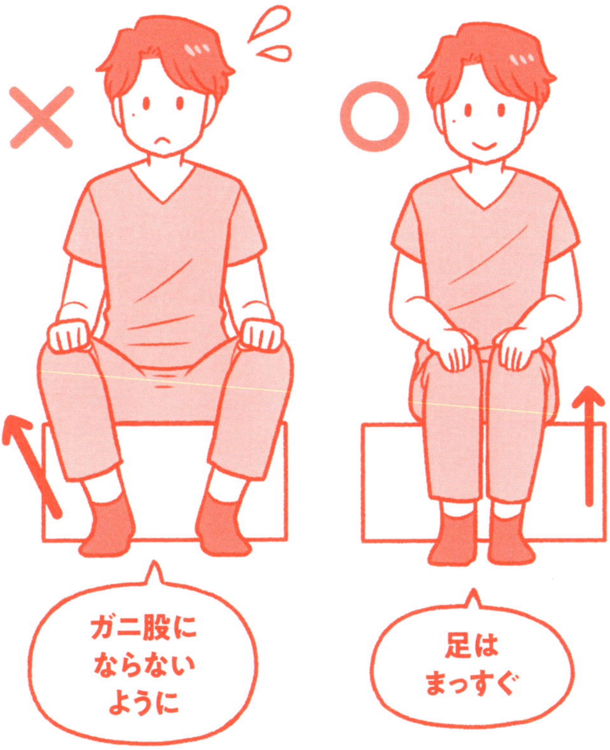
×
○
ガニ股にならないように
足はまっすぐ

この時、ガニ股になったり、内股になったりしないように注意しましょう。

ちょっトレ

もも上げストレッチ

4日め ②

1

おへそから外に指3本分、下に指3本分の場所を押さえる。

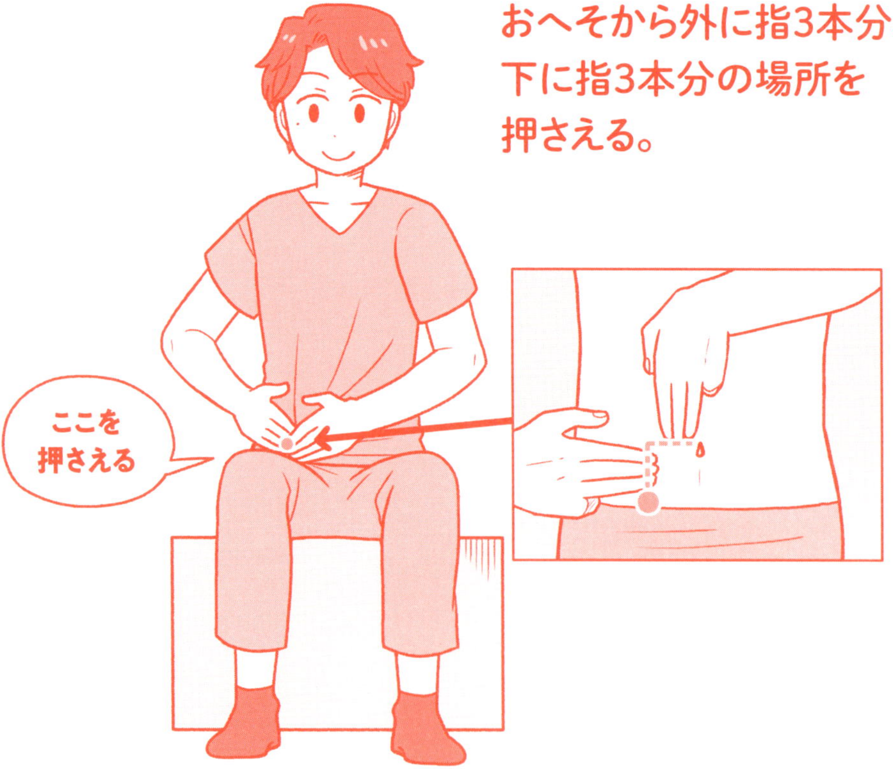

左右各15秒
計30秒

ストレッチの狙いと効果

腰の骨から太ももの骨をつなぐ「大腰筋」は、体幹を支えている筋肉。ここが硬くなると、いい姿勢を意識してもすぐに崩れてしまい、バナナ腰の原因に！　太ももを持ち上げる筋肉の大腰筋を持ち上げて刺激を与えることで姿勢が改善し、血流アップにもつながります。

2 1の場所を押さえたまま、上の方と内側、斜め上方向に少し引き上げながら、もも上げ。

すべらないよう、1の場所をしっかり押し込みながら、
斜め上に引き上げるように押さえてください。
押し込むことでも、筋肉を刺激しています。

この時、足が開かないよう注意。まっすぐ上に上げることを意識する。反対側の足でも同様に行う。

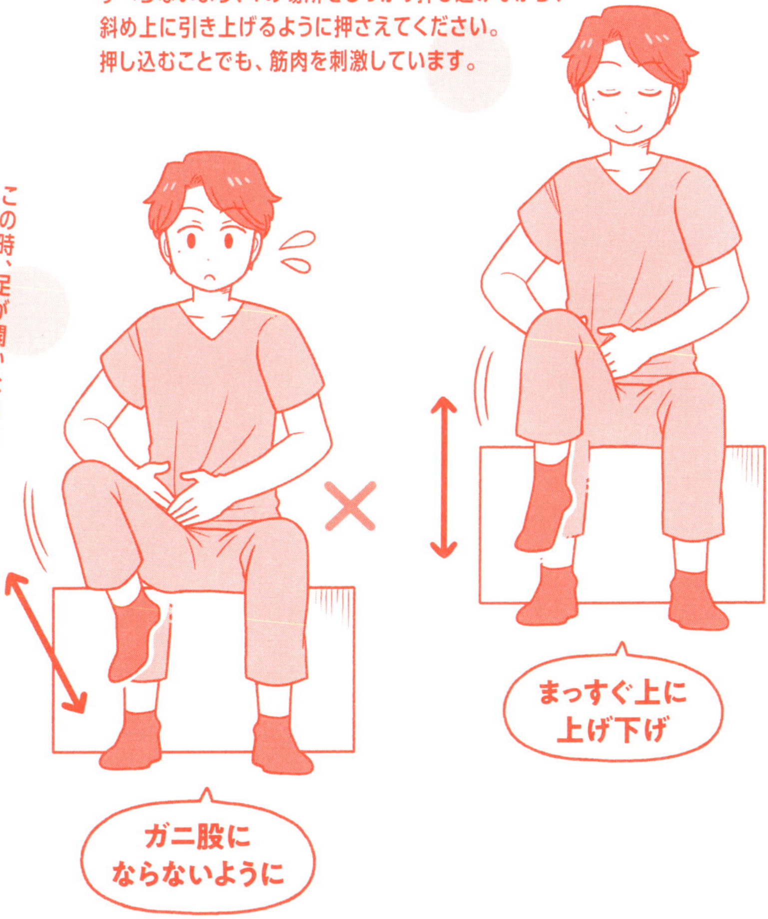
ガニ股にならないように
まっすぐ上に上げ下げ

呼吸ケア

肋骨ひねりストレッチ

5日め 1

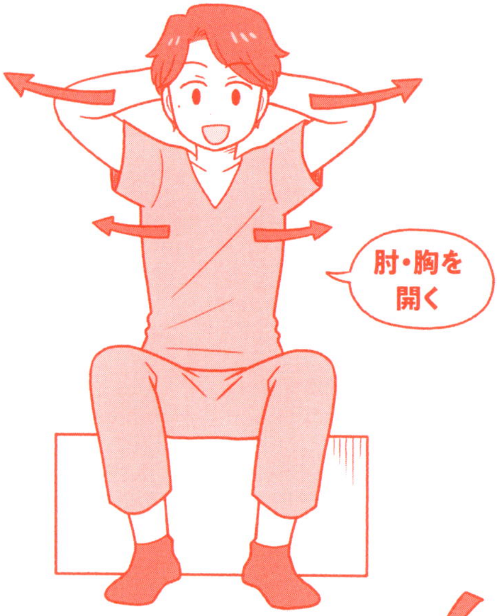

1

椅子に座り、
頭の後ろで手を組み、
できるだけ胸を開く。

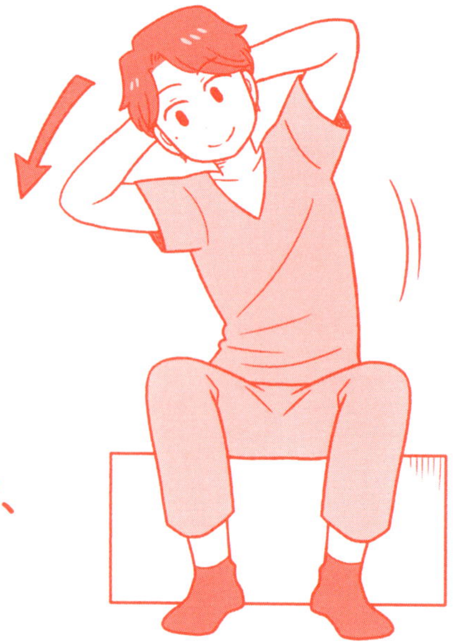

2

1の状態を
キープしたまま、
右に倒す。

左右各15秒
計30秒

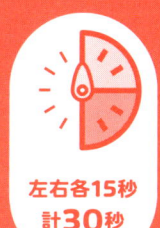

ストレッチの狙いと効果

肋骨が硬いと、肋骨の間に張る「肋間筋」も硬くなります。肋間筋を柔らかくすると肋骨が大きく動くようになり、呼吸時の横隔膜の動きも良くなります。肋骨が開くと、肋骨が作る胸郭という空間が広くなり、全身に血液が回るようになっていきます。

3 2から上体を左にひねる。

腕は開いたままの状態で行う。
戻して、反対側も同様に行う。

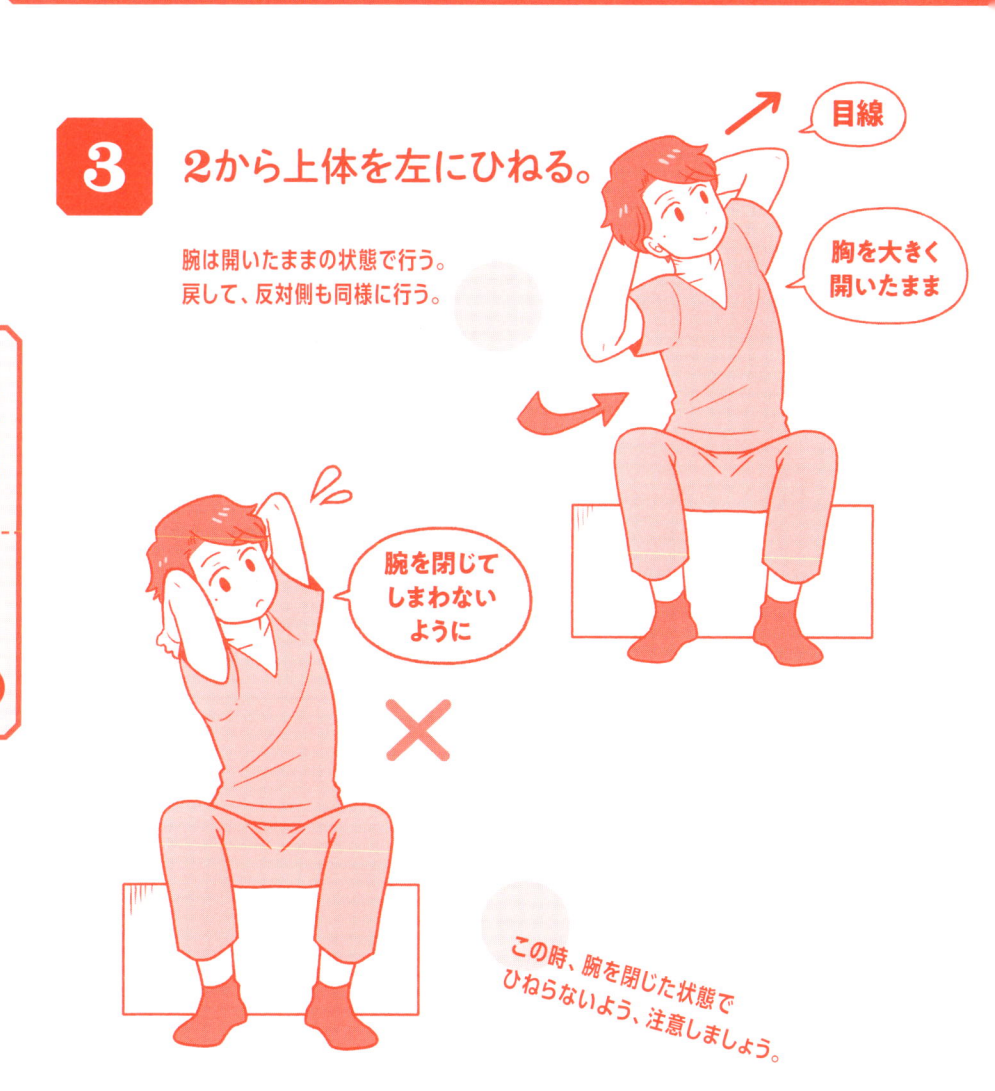

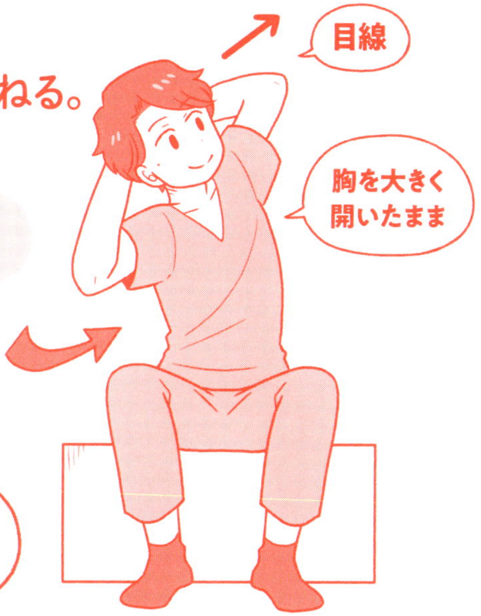

目線
胸を大きく開いたまま

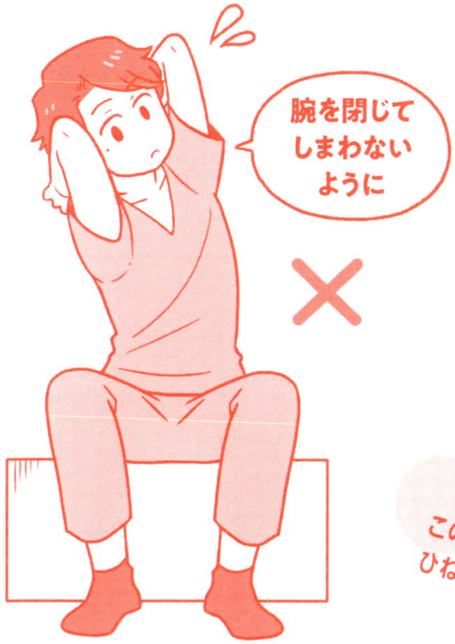

腕を閉じてしまわないように

この時、腕を閉じた状態で
ひねらないよう、注意しましょう。

上半身編
5日め ①

呼吸ケア

5日め 2

横隔膜ゆるゆる深呼吸

1 椅子などに座って前かがみになり、お腹の筋肉を緩めた状態で、肋骨の一番下に4本の指を軽く入れる。

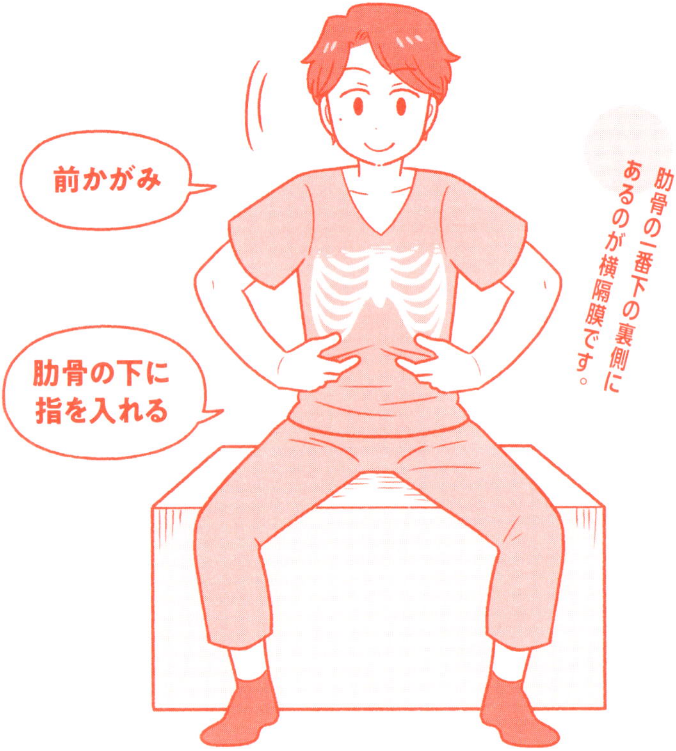
前かがみ
肋骨の下に
指を入れる
肋骨の一番下の裏側に
あるのが横隔膜です。

30秒間に
5〜10回

ストレッチの狙いと効果

猫背の人は横隔膜（筋肉）が縮んで硬くなりやすく、胸を張ろうとしても、筋肉が伸ばしにくくなっています。横隔膜は呼吸に関係のある筋肉で、しっかりと動かないと浅い呼吸になり、血圧も高くなり、血流も悪くなってしまいます。深い呼吸ができないと、自律神経も乱れやすくなります。

2 前かがみの状態から体を起こし、指を入れたまま深呼吸し、横隔膜を緩める。

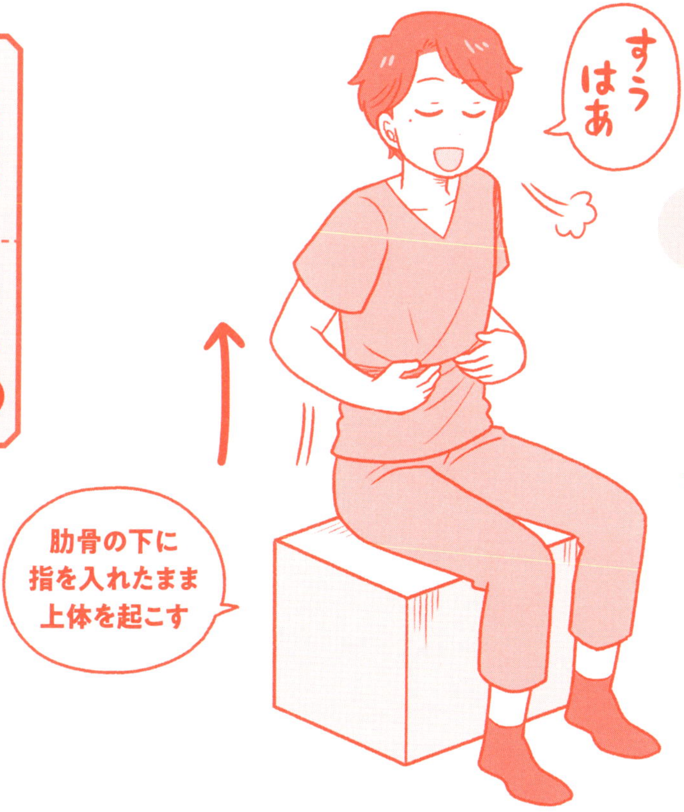
すう
はあ
肋骨の下に指を入れたまま上体を起こす

前かがみでは、上体が丸まっているので胸が広がらず、深い呼吸ができません。肋骨は折れやすい部分なので、強く指を入れすぎないよう注意しましょう。

ツボ押しケア

6日め ①

血圧を下げる「人迎」のツボ押し

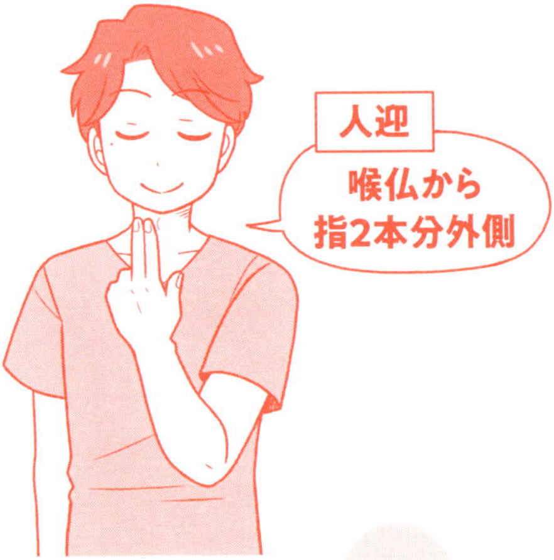

1

左右どちらか、
喉仏から指2本外側の
ところにある「人迎《じんげい》」の
ツボを探す。

人迎は血圧を下げるツボ。押さえると「ドクドク」と拍動が感じられる、頸動脈の近くにあります。この周辺は敏感なところなので、あまり強く押しすぎないようにしましょう。

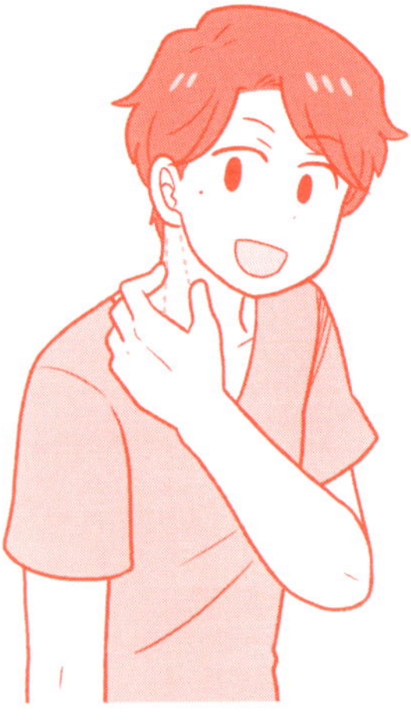

2

人迎のツボに
親指を当てながら、
胸鎖乳突筋をつまむ。

胸鎖乳突筋の周囲は神経が集まっているところなので、強くグリグリせず、やさしくつまむだけでOK。

左右各10秒
計20秒

ストレッチの狙いと効果

首まわりの筋肉「胸《きょう》鎖《さ》乳《にゅう》突《とつ》筋《きん》」が硬いと、頸動脈の血流が阻害されてしまいます。「人迎」のツボには、交感神経が集まる「星状神経節」があります。人迎のツボを押さえ、かつ交感神経の働きを抑えることで血圧を下げ、精神を安定させる効果があります。人迎のツボと胸鎖乳突筋のダブルで血圧を下げていきます。

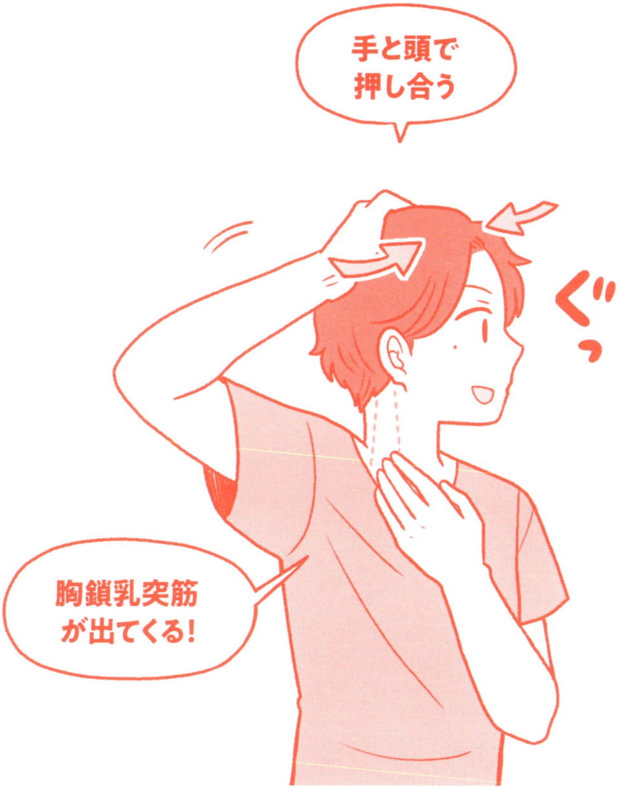
手と頭で
押し合う
ぐっ
胸鎖乳突筋
が出てくる!

上半身編
6日め
1

胸鎖乳突筋のつまみ方

胸鎖乳突筋は、イラストのように、
耳の後ろの下の出っ張った骨から
鎖骨に向かって斜めに伸びている長い筋肉です。

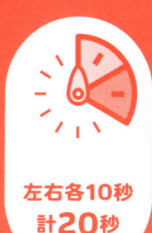

血圧を下げる「天柱」のツボ押し

1 頭をなでおろすと、
ストンと落ちる
図の場所を探す。

「天柱」というツボは、そのライン上、
首と頭の境目のあたりにあります。

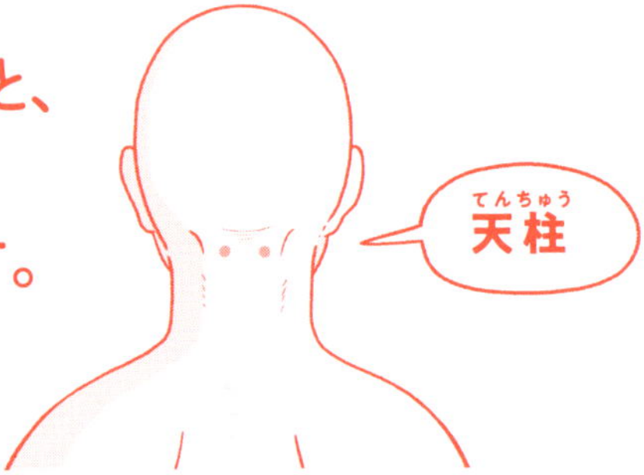

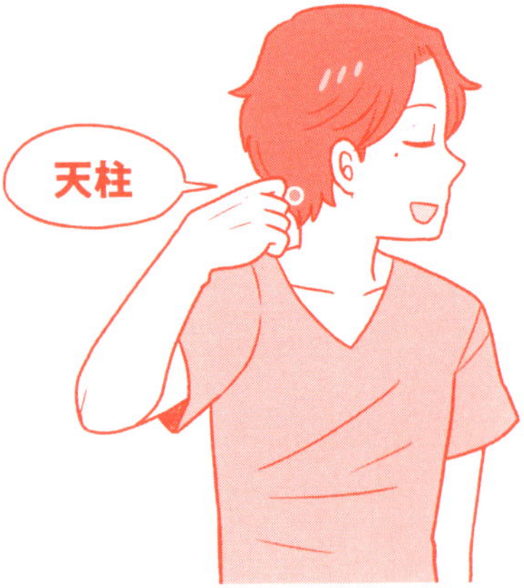

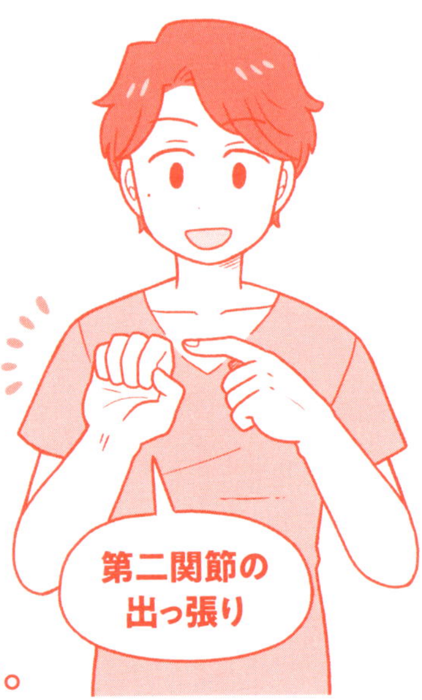

2 猫の手を作り、
とがった場所を
「天柱」のツボに当てる。

左右各10秒
計20秒

ストレッチの狙いと効果

「天柱」のツボは、目の動きとリンクしている首のツボでもあります。目の疲れが溜まると、天柱のツボのあたりが痛くなってくることも。血圧を下げる効果がある天柱のツボを刺激することで、同じ場所にある「後頭下筋」も緩めていきます。肩こりによる頭痛の緩和にも効果があります。

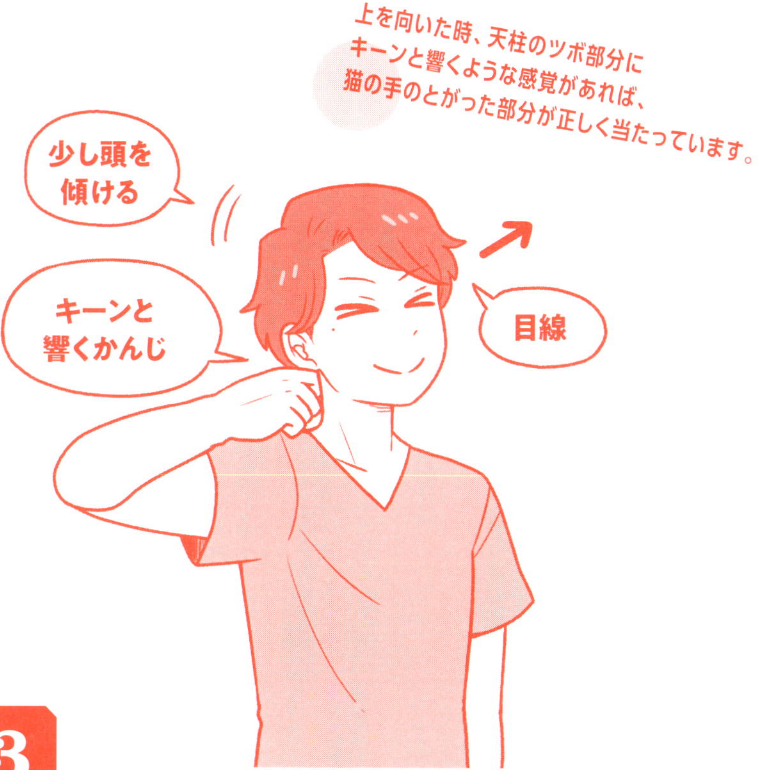

上を向いた時、天柱のツボ部分にキーンと響くような感覚があれば、猫の手のとがった部分が正しく当たっています。
少し頭を傾ける
キーンと響くかんじ
目線

上半身編

6日め 2

3

斜め45度の方向(目の方向)に押しながら斜め上を向く。「戻して、また上を向く」を繰り返し、反対も同様に行う。

ツボ押しケア

血圧を下げる「内関」のツボ押し

6日め ③

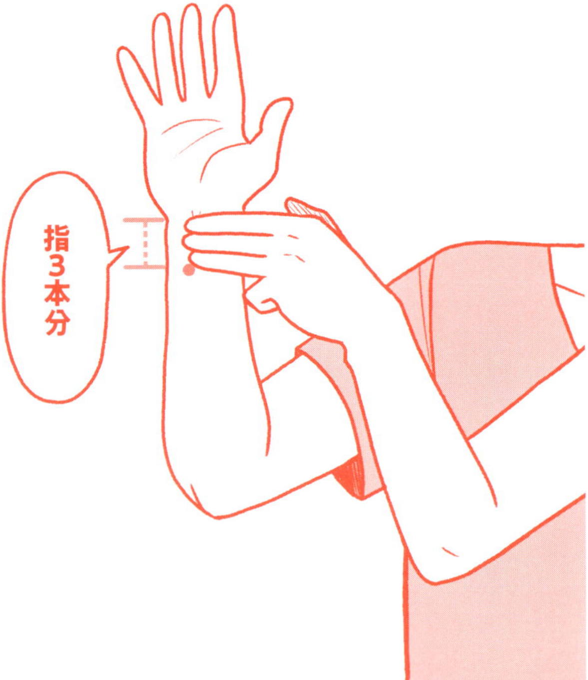

1 手首のシワから指3本分下にある「内関《ないかん》」のツボを押さえる。

左右各10秒
計20秒

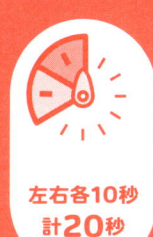

ストレッチの狙いと効果

「内関」のツボは血圧と関係しています。精神的な緊張が高まった時、ストレスを感じる時には内関のツボを刺激することで、自律神経の副交感神経が優位になり、血圧が自然に下がる効果が期待できます。また、パソコン作業等で硬くなりがちな、前腕の筋肉「方形回内筋《ほうけいかいないきん》」を柔らかくすることで姿勢の改善もできます。

2 内関のツボを押さえながら、手をぐーぱーする

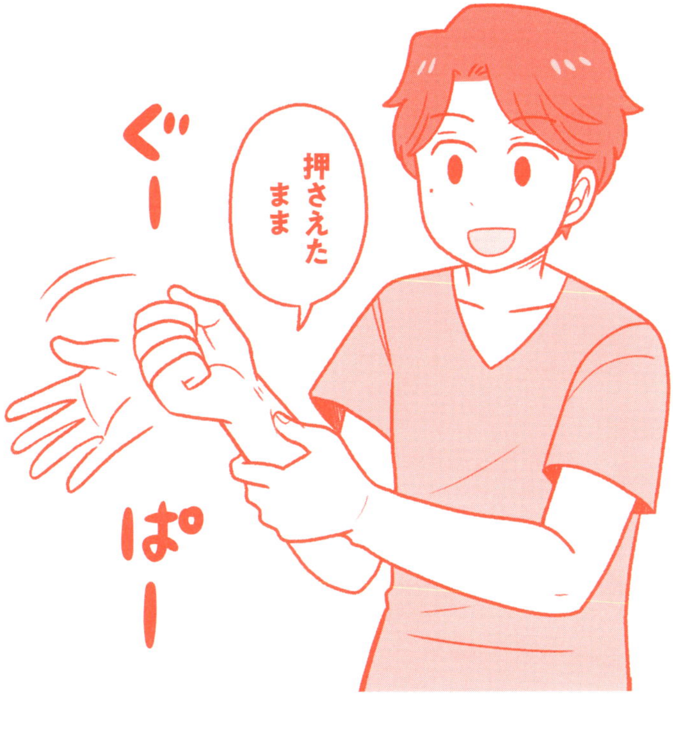

上半身編
6日め
3

バランスケア

大胸筋
くるくるストレッチ

7日め ①

1 左右どちらかの大胸筋を
反対側の手でつまみ、伸ばした方の手を、
下から45度くらいに開き、やや後ろに引く。

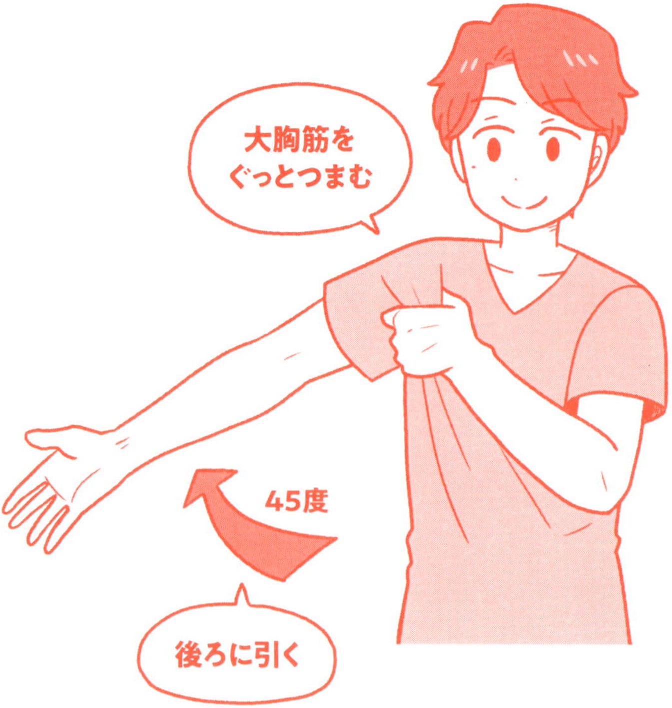

左右各15秒
計30秒

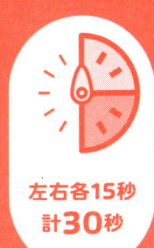

ストレッチの狙いと効果

胸の前にある「大胸筋」が柔らかくなると、猫背・巻き肩が解消され、深呼吸もしやすくなります。つまんで手を後ろに引くことでストレッチ効果がアップ。手のひらを動かす動作を加えることで、血流が悪い末梢の部分（心臓から遠い場所）の血流も良くしていきます。末梢の血流がアップすると全身の血流も良くなり、冷えなども改善。

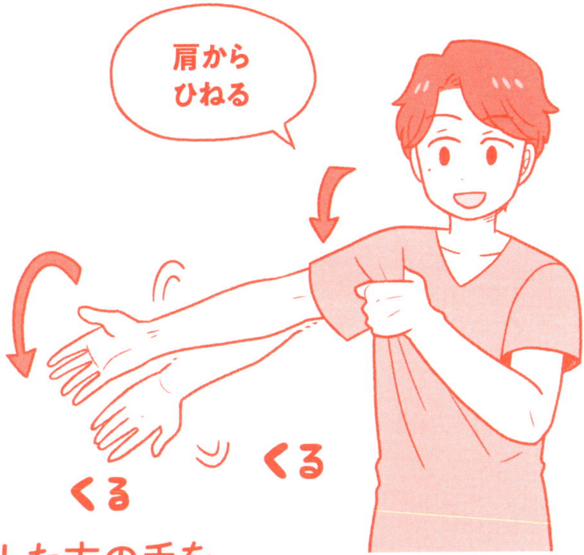
肩から
ひねる
くる
くる

2

**1のまま、伸ばした方の手を
肩から手のひらを
くるくると回転させて動かす。**

この時、手だけで回さないよう注意。

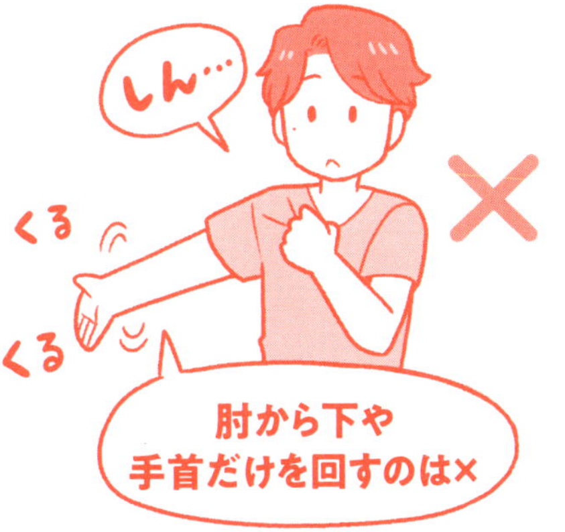
しん…
くる
くる
肘から下や
手首だけを回すのは×

バランスケア

背中トレーニング

7日め 2

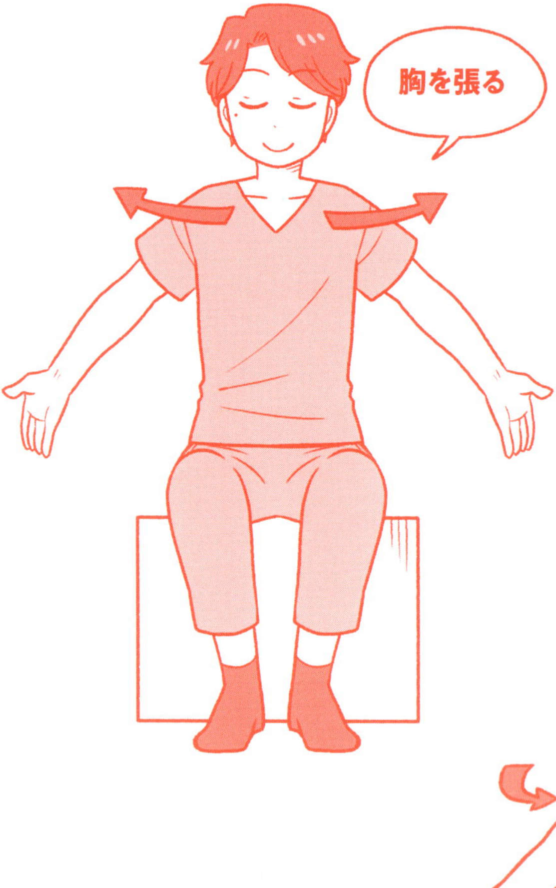

1

椅子などに座り、
両手を広げる。
肩甲骨を内側に
寄せるように
胸を張る。

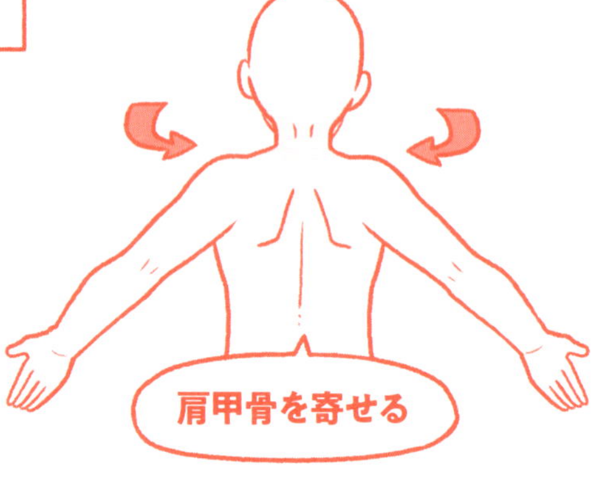

30秒間

ストレッチの狙いと効果

肩甲骨を寄せることで胸も張りやすくなり、肩甲骨もよく動くようになります。猫背の人は背中の筋肉が全然使えておらず、筋肉はだらっと伸び切ってサボッている状態になっています。このストレッチで胸を張りやすくすると同時に手も使うことで、血流はダブルでアップ!

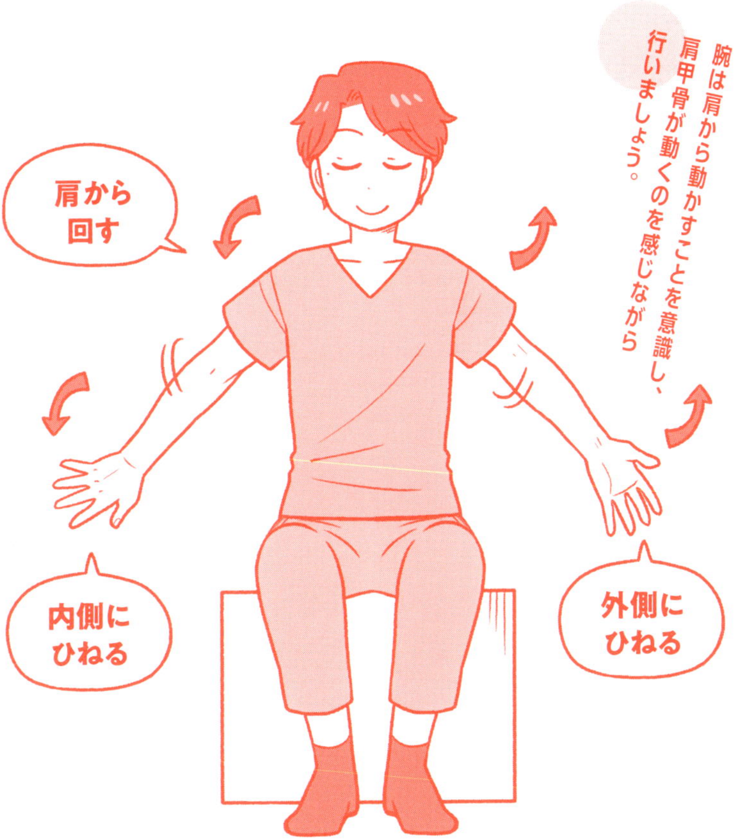
腕は肩から動かすことを意識し、
肩甲骨が動くのを感じながら
行いましょう。
肩から
回す
内側に
ひねる
外側に
ひねる

2 胸を張りながら右腕を内側にひねると同時に、左腕は外側にひねる、を繰り返す。

血圧&コレステロール値即下げ ストレッチカレンダー

1日1分 1週間 × 4 = 1ヶ月!

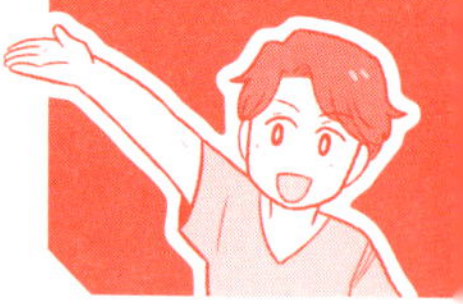

下半身と上半身に分けたストレッチは、全7種あります。
1日2種ずつ(6日めのみ3種)行って、できた日はカレンダーにチェックを入れていきましょう。4週間繰り返すと、約1ヶ月になります。
そこで数値の変化、実感できた効果も書き入れていきましょう (とも先生より)

1週間め

下半身

- □ 1日め 骨盤ケア
  1. 猫の手グリグリストレッチ
  2. おしり筋ストレッチ
- □ 2日め ふくらはぎ&足首ケア
  1. 脛《すね》ストレッチ
  2. かかとゆらゆらストレッチ
- □ 3日め 太ももケア
  1. もも前ストレッチ
  2. もも裏ストレッチ
- □ 4日め ちょっトレ
  1. 足踏みストレッチ
  2. もも上げストレッチ

上半身

- □ 5日め 呼吸ケア
  1. 肋骨ひねりストレッチ
  2. 横隔膜ゆるゆる深呼吸
- □ 6日め ツボ押しケア
  1. 「人迎」のツボ押し
  2. 「天柱」のツボ押し
  3. 「内関」のツボ押し
- □ 7日め バランスケア
  1. 大胸筋くるくるストレッチ
  2. 背中トレーニング

2週間め

- □ 1日め 骨盤ケア
  1. 猫の手グリグリストレッチ
  2. おしり筋ストレッチ
- □ 2日め ふくらはぎ&足首ケア
  1. 脛《すね》ストレッチ
  2. かかとゆらゆらストレッチ
- □ 3日め 太ももケア
  1. もも前ストレッチ
  2. もも裏ストレッチ
- □ 4日め ちょっトレ
  1. 足踏みストレッチ
  2. もも上げストレッチ
- □ 5日め 呼吸ケア
  1. 肋骨ひねりストレッチ
  2. 横隔膜ゆるゆる深呼吸
- □ 6日め ツボ押しケア
  1. 「人迎」のツボ押し
  2. 「天柱」のツボ押し
  3. 「内関」のツボ押し
- □ 7日め バランスケア
  1. 大胸筋くるくるストレッチ
  2. 背中トレーニング

コレステロール値（LDL）	
Before	After

血圧の数値	
Before	After

3週間め

□ 1日め　骨盤ケア
1. 猫の手グリグリストレッチ
2. おしり筋ストレッチ

□ 2日め　ふくらはぎ＆足首ケア
1. 脛《すね》ストレッチ
2. かかとゆらゆらストレッチ

□ 3日め　太ももケア
1. もも前ストレッチ
2. もも裏ストレッチ

□ 4日め　ちょっトレ
1. 足踏みストレッチ
2. もも上げストレッチ

□ 5日め　呼吸ケア
1. 肋骨ひねりストレッチ
2. 横隔膜ゆるゆる深呼吸

□ 6日め　ツボ押しケア
1. 「人迎」のツボ押し
2. 「天柱」のツボ押し
3. 「内関」のツボ押し

□ 7日め　バランスケア
1. 大胸筋くるくるストレッチ
2. 背中トレーニング

4週間め

□ 1日め　骨盤ケア
1. 猫の手グリグリストレッチ
2. おしり筋ストレッチ

□ 2日め　ふくらはぎ＆足首ケア
1. 脛《すね》ストレッチ
2. かかとゆらゆらストレッチ

□ 3日め　太ももケア
1. もも前ストレッチ
2. もも裏ストレッチ

□ 4日め　ちょっトレ
1. 足踏みストレッチ
2. もも上げストレッチ

□ 5日め　呼吸ケア
1. 肋骨ひねりストレッチ
2. 横隔膜ゆるゆる深呼吸

□ 6日め　ツボ押しケア
1. 「人迎」のツボ押し
2. 「天柱」のツボ押し
3. 「内関」のツボ押し

□ 7日め　バランスケア
1. 大胸筋くるくるストレッチ
2. 背中トレーニング

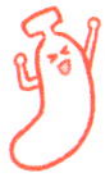

次の変化もチェックしましょう

□ 大股で歩ける感じがする
□ 歩く時、足が軽くスッと前に出る感じがする
□ 階段などで足を上げる時に軽い感じがする
□ 前よりも、呼吸がしやすい気がする
□ 朝、すっきり起きられる日が増えた
□ 自然に胸を張った姿勢が取れる感じがする
□ 便秘が解消してきた
□ 手足の冷えが解消してきた

あとがき

本書を最後までお読みいただき、ありがとうございました。

現代社会では、多くの人が座りっぱなし（パソコン作業、長時間のスマホ利用、家でダラダラ…等々）の生活を送っています。そんな習慣の積み重ねにより、いつのまにかなってしまうのが、骨盤の歪みからくる「バナナ腰」。現代人が抱えるすべての不調は、このバナナ腰にあるのでは？　と確信した時から、僕はストレッチによるセルフケアの重要さをずっと伝え続けています。

YouTubeでの配信をきっかけに、書籍、ウェブ記事と、おかげさまで発信の場も徐々に増えてきました。その成果もあってか、前著刊行当時と比べると、骨盤の歪みが与える健康への影響が、じわじわと世の中に伝わってきていることを実感しています（東京から、滋賀県にある僕の整体院に来られる方が増えたり、YouTubeでは海外の方からもコメントをいただいたり……）。最近は友達から、「実家に帰った時、おばあちゃんの本棚にお前の本（前著）があったよ。近所の人から、〝この本、すごく役に立つから〟ってもらったんだって」と聞いて、とても驚きました！

僕の目標は、多くの人々の健康寿命を延ばすために、もっともっと、バナナ腰の悪影響を知っていただくこと。そして、次世代の人々にも、ストレッチの習慣を身につけること

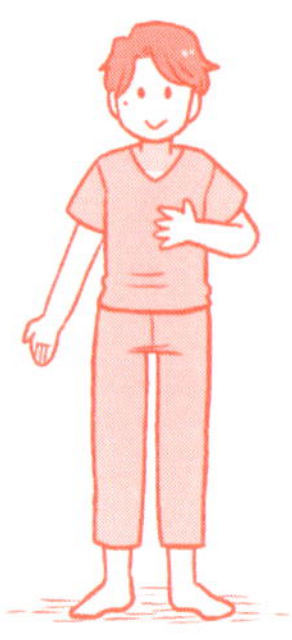

で「不調になる前の予防を行う」という考え方を伝えていくことです。先述の友達のおばあちゃんの話のように、正しい知識を持って、筋肉を動かすことの大切さを誰もが知るようになる……そんなプラスの連鎖を起こしていくために、僕はこれからも活動を続けていきます！

もし、途中でストレッチが続けられなくなった時は、本書を読み返し、またYouTubeにも遊びに来てくださいね！「ストレッチ、やってますかー？」と、僕が励まし続けますよー！　そしてバナナ腰が改善し、みなさんの血圧もコレステロール値も、自然に下がっていく日がくることを、心から願ってやみません。

本書の出版にあたり、僕が伝えたいことをどのような構成で伝えていくのか、いろいろと考えていただいた小学館出版局の木村順治さん。僕の考えや思いを詳しく聞き、わかりやすい形にしてくださったフリーランス・エディターの井尾淳子さん。今回はまんがでストレッチをお伝えするため、細かいところまで何度も修正をし、納得いくものに仕上げていただいたまんが家のこげのまさきさん。そしていつも応援してくれているYouTubeなどの視聴者様、整体院に来てくださる患者様に、心から感謝を申し上げます。

2024年11月　整体師とも

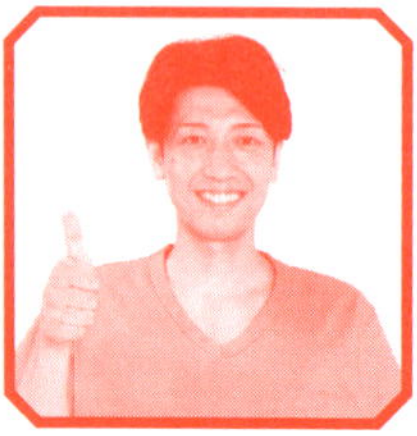

とも先生

1987年、京都府生まれ。本名、木下智博。滋賀県草津市の腰痛専門「整体院 智 -TOMO-」院長。自身も腰痛に苦しんだ経験から、柔道整復師、鍼灸師、あん摩マッサージ指圧師の3つの国家資格を取得し、腰痛専門の整体師となる。これまで3万人以上の患者の施術を担当。より多くの人々の健康寿命を延ばすため、YouTubeチャンネル『ストレッチ整体師とも先生』を開設し、腰痛改善をはじめとする、健康増進のためのさまざまなストレッチを発信。

「整体院 智 -TOMO-」HP　https://seitaiin-tomo.com
YouTube　『ストレッチ整体師とも先生』
インスタグラム　@seitaiin_tomo
X　@seitaiintomo

「バナナ腰」を治せば、血圧が下がる!

コレステロール値も改善!

2024年11月27日　初版第 1 刷発行

著　者	とも先生
発行人	石川和男
発行所	株式会社小学館 〒101-8001 東京都千代田区一ツ橋2-3-1 編集：03-3230-5651　販売：03-5281-3555
印刷所	TOPPAN株式会社
製本所	株式会社若林製本工場

ブックデザイン	小口翔平＋神田つぐみ（tobufune）
本文デザイン	三好誠（ジャンボスペシャル）
漫画・イラスト	こげのまさき
とも先生写真	富貴塚悠太
DTP	株式会社昭和ブライト
校正	玄冬書林
協力・構成	井尾淳子
編集	木村順治

　ISBN978-4-09-311569-8